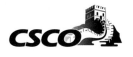

中国临床肿瘤学会（CSCO）

淋巴瘤诊疗指南
2023

GUIDELINES OF CHINESE SOCIETY OF CLINICAL ONCOLOGY (CSCO)

LYMPHOID MALIGNANCIES

中国临床肿瘤学会指南工作委员会　组织编写

人民卫生出版社
·北京·

图书在版编目（CIP）数据

中国临床肿瘤学会（CSCO）淋巴瘤诊疗指南 . 2023 /
中国临床肿瘤学会指南工作委员会组织编写.—北京：
人民卫生出版社，2023.4（2023.12重印）

ISBN 978-7-117-34681-8

Ⅰ.①中…　Ⅱ.①中…　Ⅲ.①淋巴瘤－诊疗－指南
Ⅳ.①R733.4-62

中国国家版本馆CIP数据核字（2023）第051517号

| 人卫智网 | www.ipmph.com | 医学教育、学术、考试、健康,购书智慧智能综合服务平台 |
| 人卫官网 | www.pmph.com | 人卫官方资讯发布平台 |

中国临床肿瘤学会（CSCO）淋巴瘤诊疗指南 2023

Zhongguo Linchuang Zhongliu Xuehui（CSCO）Linbaliu Zhenliao Zhinan 2023

组织编写：中国临床肿瘤学会指南工作委员会
出版发行：人民卫生出版社（中继线 010-59780011）
地　　址：北京市朝阳区潘家园南里19号
邮　　编：100021
E - mail：pmph @ pmph.com
购书热线：010-59787592　010-59787584　010-65264830
印　　刷：三河市宏达印刷有限公司
打击盗版举报电话：**010-59787491**　E-mail：**WQ @ pmph.com**
质量问题联系电话：**010-59787234**　E-mail：**zhiliang @ pmph.com**
数字融合服务电话：**4001118166**　　E-mail：**zengzhi @ pmph.com**

经　　销：新华书店
开　　本：787 × 1092　1/32　　印张：10
字　　数：268 千字
版　　次：2023 年 4 月第 1 版
印　　次：2023 年 12 月第 7 次印刷
标准书号：ISBN 978-7-117-34681-8
定　　价：72.00 元

中国临床肿瘤学会指南工作委员会

中国临床肿瘤学会（CSCO）
淋巴瘤诊疗指南

2023

组　　　长　马　军　朱　军　沈志祥

副　组　长　高子芬　黄慧强　李小秋　李晔雄　邱录贵　赵维莅　张清媛

秘　书　组　宋玉琴　赵东陆　刘卫平　张　岩　郭　晔　李志铭

专家组成员（以姓氏汉语拼音为序）（[*] 为执笔人）

白　鸥[*]　　吉林大学白求恩第一医院血液肿瘤科

鲍慧铮　　吉林省肿瘤医院淋巴血液科

蔡清清[*]　　中山大学肿瘤防治中心内科

曹军宁[*]　　复旦大学附属肿瘤医院肿瘤内科

高子芬　　北京大学基础医学院病理学系

贡铁军　　哈尔滨血液病肿瘤研究所血液内科

郭　晔[*]　　同济大学附属东方医院肿瘤科

黄慧强[*]　　中山大学肿瘤防治中心内科

李小秋 *　复旦大学附属肿瘤医院病理科

李晔雄　中国医学科学院肿瘤医院放疗科

李增军　山东省肿瘤医院淋巴血液科

李志铭 *　中山大学肿瘤防治中心内科

林宁晶 *　北京大学肿瘤医院淋巴肿瘤内科

刘卫平 *　北京大学肿瘤医院淋巴肿瘤内科

刘元波　首都医科大学附属北京天坛医院血液内科

马　军　哈尔滨血液病肿瘤研究所血液内科

马洪兵　四川大学华西医院血液内科

牛　挺 *　四川大学华西医院血液内科

亓姝楠 *　中国医学科学院肿瘤医院放疗科

邱录贵　中国医学科学院血液病医院（血液学研究所）
　　　　淋巴瘤诊疗中心

宋玉琴 *　北京大学肿瘤医院淋巴肿瘤内科

孙秀华 * 大连医科大学附属第二医院淋巴瘤及头颈部肿瘤科
涂梅峰 * 北京大学肿瘤医院淋巴瘤科
王 欣 山东省立医院血液科
王晓波 * 大连医科大学附属第二医院血液科淋巴瘤骨髓瘤亚专科
王雪鹃 * 北京大学肿瘤医院核医学科
谢 彦 * 北京大学肿瘤医院淋巴瘤科
邢晓静 * 辽宁省肿瘤医院血液乳腺内科
徐 兵 厦门大学附属第一医院血液科
许彭鹏 上海交通大学医学院附属瑞金医院血液科
杨海燕 * 中国科学院大学附属肿瘤医院淋巴瘤科
应志涛 * 北京大学肿瘤医院淋巴瘤科
张 薇 中国医学科学院北京协和医院血液科
张会来 * 天津医科大学肿瘤医院淋巴瘤内科
张明智 郑州大学第一附属医院肿瘤科

张清媛　　哈尔滨医科大学附属肿瘤医院内科
张延清　　哈尔滨医科大学附属第二医院血液科
赵东陆 *　哈尔滨血液病肿瘤研究所淋巴瘤科
赵培起 *　天津医科大学肿瘤医院淋巴瘤内科
赵维莅 *　上海交通大学医学院附属瑞金医院血液科
周　辉　　湖南省肿瘤医院淋巴瘤血液内科
朱　军　　北京大学肿瘤医院淋巴瘤科
邹德慧 *　中国医学科学院血液病医院（血液学研究所）
　　　　　淋巴瘤诊疗中心
邹立群 *　四川大学华西医院肿瘤中心

　　基于循证医学证据、兼顾诊疗产品的可及性、吸收精准医学新进展，制定中国常见肿瘤的诊断和治疗指南，是中国临床肿瘤学会（CSCO）的基本任务之一。近年来，临床诊疗指南的制定出现新的趋向，即基于诊疗资源的可及性，这尤其适合于发展中国家，以及地区差异性显著的国家和地区。中国是幅员辽阔、地区经济和学术发展不平衡的发展中国家，CSCO 指南需要兼顾地区发展差异、药物和诊疗手段的可及性及肿瘤治疗的社会价值三个方面。因此，CSCO 指南的制定，要求每一个临床问题的诊疗意见根据循证医学证据和专家共识度形成证据类别，同时结合产品的可及性和效价比形成推荐等级。证据类别高、可及性好的方案，作为 I 级推荐；证据类别较高、专家共识度稍低，或可及性较差的方案，作为 II 级推荐；临床实用，但证据类别不高的，作为 III 级推荐。CSCO 指南主要基于国内外临床研究成果和 CSCO 专家意见，确定推荐等级，以便于大家在临床实践中参考使用。CSCO 指南工作委员会相信，基于证据、兼顾可及、结合意见的指南，更适合我国的临床实际。我们期待得到大家宝贵的反馈意见，并将在指南更新时认真考虑、积极采纳合理建议，保持 CSCO 指南的科学性、公正性和时效性。

中国临床肿瘤学会指南工作委员会

CSCO 诊疗指南证据类别

证据特征			CSCO 专家共识度
类别	水平	来源	
1A	高	严谨的 meta 分析、大型随机对照研究	一致共识 （支持意见 ≥80%）
1B	高	严谨的 meta 分析、大型随机对照研究	基本一致共识 （支持意见 60%～<80%）
2A	稍低	一般质量的 meta 分析、小型随机对照研究、设计良好的大型回顾性研究、病例 - 对照研究	一致共识 （支持意见 ≥80%）
2B	稍低	一般质量的 meta 分析、小型随机对照研究、设计良好的大型回顾性研究、病例 - 对照研究	基本一致共识 （支持意见 60%～<80%）
3	低	非对照的单臂临床研究、病例报告、专家观点	无共识，且争议大 （支持意见 <60%）

CSCO 诊疗指南推荐等级

推荐等级	标准
I 级推荐	**1A 类证据和部分 2A 类证据** CSCO 指南将 1A 类证据，以及部分专家共识度高且在中国可及性好的 2A 类证据，作为 I 级推荐。具体为：适应证明确、可及性好、肿瘤治疗价值稳定，纳入《国家基本医疗保险、工伤保险和生育保险药品目录》的诊治措施
II 级推荐	**1B 类证据和部分 2A 类证据** CSCO 指南将 1B 类证据，以及部分在中国可及性欠佳，但专家共识度较高的 2A 类证据，作为 II 级推荐。具体为：国内外随机对照研究，提供高级别证据，但可及性差或者效价比不高；对于临床获益明显但价格较贵的措施，考虑患者可能获益，也可作为 II 级推荐
III 级推荐	**2B 类证据和 3 类证据** 对于某些临床上习惯使用，或有探索价值的诊治措施，虽然循证医学证据相对不足，但专家组意见认为可以接受的，作为 III 级推荐

总则

淋巴瘤是我国常见的恶性肿瘤，每年发病人数约为 10.15 万，发病率为 5.56/10 万，死亡人数为 4.70 万，死亡率为 2.47/10 万，而且地域之间、城乡之间的差异明显[1-2]。鉴于淋巴瘤的病理类型繁杂、治疗方法多样、预后转归迥异，因此在诊断和治疗过程中需要重视多学科团队（multidisciplinary team，MDT）的作用。

1　治疗前评估

（1）病史采集（包括发热、盗汗、体重减轻等 B 症状）、体格检查（尤其注意浅表淋巴结、韦氏环、肝、脾等部位）、体力状况评分。

（2）实验室检查：血尿便常规、生化全项、红细胞沉降率、β_2 微球蛋白、乳酸脱氢酶（LDH）、感染筛查（乙肝病毒＋丙肝病毒＋人类免疫缺陷病毒＋梅毒，如果 HBsAg 阳性或 HBaAb 阳性，需完善 HBV DNA 检测；HBsAg 或 HBV DNA 阳性患者在接受抗肿瘤治疗时需要预防性抗病毒治疗）。对于存在中枢神经系统受侵危险因素的患者应进行腰穿，检查脑脊液常规、生化和细胞学。

（3）影像学检查：全身 CT、正电子发射计算机断层显像（PET/CT）、磁共振（MRI）、内镜、心电图检查、超声心动图、肺功能。

注：①内镜适用于胃肠道可疑受侵等情况；②中枢神经系统可疑受侵者进行受累部位的 MRI 检查；③心血管基础病、高龄或拟应用蒽环类药物者行超声心动图；④拟使用博来霉素或者有肺基础病变者推荐肺功能检查。

（4）骨髓检查：骨髓涂片、流式细胞学和骨髓活检。注意：霍奇金淋巴瘤进行骨髓检查时不需要检查骨髓流式细胞学。

（5）育龄期患者需要注意在治疗前与患者讨论生育力保留的问题。

2　分期

大多数类型淋巴瘤的分期参照 2014 年 Lugano 分期标准[3]（附录 1）。此外，慢性淋巴细胞白血病（CLL）采用 Rai 分期[4] 或 Binet 分期[5]，皮肤蕈样霉菌病 / 塞扎里（Sézary）综合征采用 EORTC 的 TNMB 分期[6]，其他原发皮肤淋巴瘤分期采用 EORTC 的 TNM 分期标准[7]。

3　治疗

侵袭性淋巴瘤的治疗，通常选择以化疗为基础的综合治疗模式；惰性淋巴瘤的治疗，则需要根据治疗指征来决定开始治疗的时机。因此，结合患者的年龄、体力状况、淋巴瘤病理类型、分期及预后因素，在规范化治疗的原则下制订个体化的诊疗方案尤为重要。

我国药物研发和制备水平逐渐与国际接轨，国产的创新药及生物类似药与原研药在疗效和毒性方面均具有可比性，是制订临床治疗策略时的重要选择。例如，B 细胞淋巴瘤的治疗方案通常选择利妥昔单抗联合化疗，国家药品监督管理局批准的利妥昔单抗生物类似药无论是在前瞻性临床研究还是在真实世界研究里面均表现出良好的疗效和安全性，可以作为原研药的合适替代药物。

4　疗效评价

采用 2014 年 Lugano 会议修订标准[3]，分为影像学缓解（CT/MRI 评效）和代谢缓解（PET/CT 评效），见附录 2。采用免疫检查点抑制剂等免疫治疗时，需要采用免疫调节治疗相关疗效标准进行评价[8]。

治疗期间：每 2~4 周期进行影像学检查和疗效评价。

治疗后评效：如采用 CT 或 MRI，建议全部治疗结束后 4 周；如采用 PET/CT 检查，建议末次化疗后 6~8 周，或放疗结束后 8~12 周。

5 预后评估

大多数情况下，临床分期不是决定淋巴瘤患者预后的最关键因素，病理类型的预后价值更重要。此外，同一病理类型还可依据多项基线数据进一步判断预后，如国际预后指数评分（IPI）为侵袭性淋巴瘤最常用预后评估体系（附录 3）。部分病理类型尚有特有的评分体系，如滤泡性淋巴瘤、套细胞淋巴瘤等，详见相应章节。

6 随访

参照 2014 年 Lugano 会议的推荐标准[3]。随访内容包括病史、体格检查、常规实验室检查、影像学检查。随访超过 1 年的患者，尽量减少 CT 或 MRI 检查，而以胸片和超声代替。通常不推荐 PET/CT 作为随访检查手段。

随访频率：①可治愈的类型（如弥漫性大 B 细胞淋巴瘤、霍奇金淋巴瘤）：治疗结束后的前 2 年，每 3 个月复查 1 次，以后每 6 个月复查 1 次至 5 年。此后每年复查 1 次。②不可治愈的类型（如滤泡性淋巴瘤、套细胞淋巴瘤）：建议每 3~6 个月复查 1 次。

参考文献

[1] LIU W, LIU J, SONG Y, et al. Burden of lymphoma in China, 1990-2019: An analysis of the global burden of diseases, injuries, and risk factors study 2019. Aging (Albany NY), 2022, 14: 3175-3190.

[2] LIU W, QI J, LIU J, et al. Mortality rate of lymphoma in China, 2013—2020. Front Oncol, 2022, 12: 902643.

[3] CHESON BD, FISHER RI, BARRINGTON SF, et al. Recommendations for initial evaluation, staging, and response assessment of Hodgkin and non-Hodgkin lymphoma: The Lugano classification. J Clin Oncol, 2014, 32 (27): 3059-3068.

[4] RAI K R, SAWITSKY A, CRONKITE E P, et al. Clinical staging of chronic lymphocytic leukemia. Blood, 1975, 46 (2): 219-234.

[5] BINET JL, AUQUIER A, DIGHIERO G, et al. A new prognostic classification of chronic lymphocytic leukemia derived from a multivariate survival analysis. Cancer, 1981, 48 (1): 198-206.

[6] OLSEN E, VONDERHEID E, PIMPINELLI N, et al. Revisions to the staging and classification of mycosis fungoides and Sezary syndrome: A proposal of the International Society for Cutaneous Lym-phomas (ISCL) and the cutaneous lymphoma task force of the European Organization of Research and Treatment of Cancer (EORTC). Blood, 2007, 110 (6): 1713-1722.

[7] KIM YH, WILLEMZE R, PIMPINELLI N, et al. TNM classification system for primary cutaneous lymphomas other than mycosis fungoides and Sezary syndrome: A proposal of the International Society for Cutaneous Lymphomas (ISCL) and the Cutaneous Lymphoma Task Force of the European Organization of Research and Treatment of Cancer (EORTC). Blood, 2007, 110 (2): 479-484.

[8] CHESON BD, ANSELL S, SCHWARTZ L, et al. Refinement of the Lugano Classification lymphoma response criteria in the era of immunomodulatory therapy. Blood, 2016, 128 (21): 2489-2496.

总则

淋巴瘤病理学诊断

1 淋巴瘤的分类与诊断原则

目前，淋巴瘤的类型区分和诊断标准主要是依据 WHO 制定的造血和淋巴组织肿瘤分类[1]（附录 4）。WHO 分类认为不同类型或亚型的淋巴瘤在其形态、免疫表型、遗传学以及临床表现等方面各具备独特的特征。对这些疾病的识别，也相应建立于对上述参数全面评估、综合判断的基础之上。淋巴瘤病理诊断整合了组织形态、免疫组织化学染色、流式细胞分析、细胞遗传学以及分子生物学等多种辅助检测技术。迄今为止，组织病理学检查仍然是绝大部分淋巴瘤病例的确诊方法，而免疫组织化学染色则是判断肿瘤免疫表型以及检测部分遗传学异常的重要手段。所以，几乎所有淋巴瘤病例均需接受包括免疫组化在内的组织病理学检查之后方能确诊，部分病例的诊断和鉴别，还需辅以其他必要的检测技术。

独特的临床特点也是某些类型淋巴瘤确诊的重要依据，申请病理检查的临床医师有义务通过填写病理检查申请单提供必要的信息（包括患者的年龄、性别、活检部位等一般信息及临床表现、影像学、内镜和其他实验室检查的主要阳性发现、既往诊断、治疗史等）。病理医师也可通过查阅电子病历、直接与临床医师沟通或参加多学科讨论等多种形式获得相关信息。

2 活检与制片

2.1 标本获得

淋巴瘤首次病理诊断必须依据切除或切取活检（包括钳取、空芯针穿刺等）所获得的组织标本做出。足量、合格的诊断性组织是对淋巴瘤进行形态观察及开展免疫表型和遗传学研究的物质基础。对于不适合做组织学评估（例如：严重的器械性损伤或大量坏死而导致诊断性组织过少）的标本，应建议重复活检。淋巴结或某些结外病灶的完整切除标本，有助于病理医师对整个病变进行全面评估，且有足量的组织用于辅助检查，是诊断淋巴瘤最为理想的标本。如有多个解剖区域的淋巴结病灶，一般宜选择颈部病灶。手术时应注意选择最有代表性的淋巴结予以完整切除。手术动作宜轻柔，尽可能避免组织因牵拉、钳夹等造成机械性损伤。对于难以完整切除的病灶，可通过开放手术、内镜下活检或空芯针穿刺等方法获得小块组织样本供病理学检查，多数也能满足诊断需要。空芯针穿刺也是胸、腹腔等深部病灶活检最常用的方法。一般而言，细针吸取细胞学检查不能作为淋巴瘤的首诊依据，但可用于淋巴瘤疑似病例的初筛以及部分确诊病例可疑或复发病灶的确认，在某些特定情形下（例如：非实体性淋巴肿瘤、体液标本或获得病变组织较为困难时），细胞学检查亦可用于疾病诊断，但通常需辅以细胞块制作、免疫组化、流式细胞或细胞遗传学分析等辅助检查。

2.2 组织处理

原则上，所有淋巴结或体积较大的淋巴瘤组织标本均应在新鲜、湿润状态下尽快（离体 30 分钟以内）送到病理科进行处理，不能及时送检的标本可用生理盐水湿纱布包裹后放置 4℃冰箱短暂保存。病理科在接收标本后应尽快处理。较大的淋巴结标本应垂直其长轴做平行切分（每片组织厚度0.3~0.5cm），小于 1cm 的淋巴结可沿淋巴结长轴最大面对剖。可先行快速病理检查（冷冻切片或印片）以初步判断是否淋巴造血组织肿瘤，对于疑似淋巴瘤的病例，应选择 1~2 片最大的组织标本浸于 4%中性甲醛溶液固定，固定时间通常为 12~24 小时。及时和适当时间的固定是制作高质量淋巴瘤组织切片的重要前提，不但有利于形态观察，还能较好地保存各种蛋白抗原和核酸物质，从而有利于后期免疫组化和分子生物学检测工作的开展。剩余的组织可分别用于生物样本库存档、流式细胞分析、细胞遗传学检查、病原微生物检测等。对于非淋巴瘤或疑似感染性病变的标本，应尽快将所有组织固定。对于体积较小的切取、钳取或穿刺活检标本，则应先行固定，然后再送病理科检查。对于骨髓活检标本，还应在固定后进行脱钙处理。标本组织在固定后还需进行脱水、透明、浸蜡、包埋等程序化加工才能制作切片，上述组织处理步骤目前多在自动组织处理仪中完成。

2.3 切片制作

高质量的常规苏木精-伊红（HE）染色切片是淋巴瘤病理诊断的重要依据。实践中，许多"疑难"病例之所以诊断困难，实际是因为制片质量不佳所导致。HE 染色切片质量优劣与否，取决于组织处理、切片、染色、封固等诸多技术环节的质量控制。其中，及时而充分的固定、浸蜡前彻底脱水以及封片前透明这些步骤尤为关键。需强调的是，二甲苯透明的步骤切不可用风干操作（包括电吹风）代替，因为后者会导致细胞收缩而影响形态观察。切片厚度以 2~4μm 为宜。一般而言，小细胞性病变切片宜薄，大细胞性病变切片不妨略厚些；观察细胞形态切片宜薄，而观察组织结构切片不妨略厚些。概括而言，一张高质量的切片应该达到组织固定良好、组织平整、无刀痕或气泡、染色鲜艳、组织及细胞结构清晰、封固良好等技术要求。

术中冷冻切片检查对于初步区分淋巴瘤与非淋巴造血组织肿瘤有一定价值，但通常不足以确诊淋巴瘤。通过冷冻切片检查还能及早发现标本组织有严重变性、坏死、钙化等可能会影响诊断的因素，从而确保活检标本适用并足以作出明确诊断。淋巴瘤印片检查是组织切片检查的有益补充，以其方法简便、操作快捷而常被用于淋巴瘤的快速筛查。

3 组织病理学检查

3.1 组织学形态分析

　　基于常规 HE 染色切片的组织形态分析尤为重要。一方面，特征性的形态改变本身就对某些类型淋巴瘤的诊断有着决定性的提示作用；另一方面，相当多的辅助检查（例如：免疫表型分析、分子遗传学检测等）都必须在形态分析的基础上合理选择和使用。不但如此，这些辅助检查的结果，也只有结合形态正确解读才具有诊断价值。概括而言，淋巴瘤组织形态分析的基本原则和其他实体肿瘤相似，不外乎从肿瘤细胞的生长方式、肿瘤细胞的形态及间质反应这几个方面对肿瘤的特点予以观察、比较和总结。恶性肿瘤的一些共同特性，例如瘤细胞的异型性和破坏性生长等，在各种淋巴瘤中也有相应的表现，且通常是淋巴瘤和反应性病变鉴别的重要依据[2-3]。需要指出的是，淋巴瘤的形态分析通常离不开免疫组化染色的帮助。

3.2 免疫组化检查

3.2.1 免疫组化的作用

　　免疫组化检查对于淋巴瘤诊断与鉴别诊断的作用主要体现在以下几个方面：①判断肿瘤的细胞系（例如：B 细胞或 T、NK 细胞淋巴瘤）；②判断肿瘤性免疫细胞的分化阶段和成熟程度（例如：淋巴母细胞淋巴瘤与外周 B/T 细胞淋巴瘤、滤泡性淋巴瘤与边缘区淋巴瘤等）；③检测某些遗传学改变（例如：CCND1、ALK 等基因易位所导致的蛋白异常表达）；④鉴别良、恶性疾病（例如：通过检测免疫球蛋白轻链有否限制性表达来判断 B 细胞/浆细胞是否克隆性增生）；⑤检测病原微生物（例如：EBV、HHV8、幽门螺杆菌等）；⑥为临床免疫或靶向治疗提供依据（例如：CD20、CD30、CD19、CD79b、CD38、PD-L1、ALK、BCL2 等靶点的检测）；⑦提示疾病预后（例如：通过检测 CD10、BCL6、MUM1 等指标来区分弥漫性大 B 细胞淋巴瘤的 COO 分型；通过检测 MYC 与 BCL2 蛋白表达水平来甄别"双表达"淋巴瘤）[3]。

3.2.2　常用标志物

可应用于淋巴瘤石蜡包埋组织免疫染色的常用标志物包括以下几个大类：①白细胞共同抗原（CD45/LCA）；② B 细胞相关标记物，例如 CD20、CD79a、CD79b、CD19、PAX5、Oct-2、BOB.1、κ、λ、IgG、IgG4、IgM、IgA、IgD、CD38、CD138、CD23 等；③ T 细胞/NK 细胞相关标记物，例如 CD3、CD2、CD5、CD7、CD4、CD8、CD43、CD45RO、CD56、CD57、细胞毒性分子（包括 TIA-1、颗粒酶 B、穿孔素）、T 细胞受体蛋白（例如 βF1、TCRG）等；④淋巴细胞活化/分化相关标记物，例如 CD30、TdT、CD99、CD10、BCL6、MUM1 等；⑤肿瘤基因和增殖相关标记物，例如 ALK、BCL2、BCL10、cyclin D1、MYC、TP53、Ki-67 等；⑥组织细胞、树突细胞及髓系相关标记物，例如 CD68（KP1、PGM1）、CD163、溶菌酶、髓过氧化物酶（MPO）、CD15、CD33、CD34、CD61、CD235a、CD123、CD117、CD21、CD35、S-100、CD1a、CD207/langerin 等；⑦微生物标志物，例如 EB 病毒（EBV）-LMP1、HHV8 等；⑧其他，例如 EMA、细胞角蛋白、LEF1、MNDA、PD1、PD-L1、CXCL13 等[3]。

3.2.3 免疫组化诊断注意事项

①免疫组化检查首先应确保染色质量，一定要从组织处理、制片、抗原修复、抗体选择、染色程序等诸多环节加强监控，并通过设置合理的阳性对照作平行染色，以确保染色质量稳定保持在较高水平。②要熟悉各类淋巴瘤组织学形态和免疫表型，在形态分析基础上，有所针对地选择必要的抗体组合来证实诊断或帮助鉴别，不应使用抗体"大套餐"做过度检测。③应学会正确判读免疫组化染色结果。这就要求病理医师做到：a. 熟悉各种抗体的预期染色结果，并通过适当内、外对照来判断染色成功与否；b. 在形态分析基础上正确判断何种细胞成分表达何种抗原；c. 熟悉各种抗体的反应谱系和适用范围，避免片面或错误解读阳性结果。

3.2.4 常用标志物组合的选择

①对于需做免疫组化检查的淋巴组织增生性病变而言，几乎所有病例需要检测 CD20、CD3 和 Ki-67。这一组合能够凸显淋巴组织的免疫结构，有助于良、恶性病变的鉴别，并能提示淋巴瘤的细胞系起源。②对于呈滤泡 / 结节状生长模式的病变，可选择 CD10、BCL6、CD21、Ki-67 等指标来提示结节和淋巴滤泡的关系，初级滤泡样结构不表达 CD10、BCL6，但 IgD 阳性。③对于疑似小 B 细胞肿瘤性病变（包括低级别滤泡性淋巴瘤、慢性淋巴细胞性白血病 / 小淋巴细胞性淋巴瘤、套细胞淋巴瘤、边缘区淋巴瘤等），可选用 CD10、BCL6、BCL2、CD5、CD23、cyclin D1、SOX11、LEF1 和 MNDA 这一组指标予以鉴别诊断。④对于富含浆细胞的病变，可检测免疫球蛋白轻链（κ/λ）有无限

制性表达以区分良、恶性。⑤对于疑似高侵袭性成熟 B 细胞肿瘤的病变（包括绝大部分弥漫性大 B 细胞淋巴瘤、伯基特淋巴瘤及具有前两者中间特征的 B 细胞淋巴瘤（BCLU）或高级别 B 细胞淋巴瘤（HGBL）、高级别滤泡性淋巴瘤等），选用 CD10、BCL6、BCL2、MUM1、MYC 这一组指标（并结合细胞遗传学检查）有助确诊并区分亚型；CD30、EBV-LMP1、CD5 和 TP53 的检测对于弥漫性大 B 细胞淋巴瘤有预后意义或治疗价值。⑥对于疑似 T 细胞或 NK 细胞肿瘤的病变，可选择性检测 CD2、CD5、CD7、CD4、CD8、CD10、CD30、CD56、ALK、CXCL13、PD1、T 细胞受体蛋白、细胞毒性分子等标志物并行 EBER 原位杂交来帮助判断肿瘤类型。⑦对于经典型霍奇金淋巴瘤或类似病变（例如：具有经典型霍奇金淋巴瘤和弥漫性大 B 细胞淋巴瘤中间特征的灰区淋巴瘤、结节性淋巴细胞为主型霍奇金淋巴瘤、富于 T 细胞／组织细胞的大 B 细胞淋巴瘤等），可选用 CD20、PAX5、Oct-2、BOB.1、CD30、CD15、EBV-LMP1（或 EBER）、EMA、PD1 等指标组合，此外，还应注意部分外周 T 细胞淋巴瘤也可伴有霍奇金样异型大 B 细胞浸润，增生的 T 细胞有无异型性、是否克隆性增生是鉴别诊断的关键。⑧富于细胞的经典型霍奇金淋巴瘤与 ALK 阴性的间变性大细胞淋巴瘤有时不易区分，检测 B、T 细胞系标志物，细胞毒分子并结合 *IG*、*TCR* 基因重排检测会有帮助。⑨对于混合 B、T 细胞增生性病变，应结合形态分析正确区分肿瘤细胞和反应性成分。少数情况下，也不排除组合表型的淋巴瘤可能，但诊断后者应有充分的病理学和分子遗传学证据。⑩对于形态高度疑似淋巴造血组织肿瘤、但 CD20 和 CD3 均不表达的病变，通常需要检测部分"二线"细胞系标志物（如 CD79a、PAX5、CD19、Oct-2、BOB.1、浆细胞相关抗原、CD3 以外的全 T 细胞抗原及 CD43、CD68、MPO 等髓细胞标志物等）来帮助判别细胞系[3]。

4 流式细胞术分析

基于流式细胞技术的免疫表型分析也是淋巴瘤诊断和分型的重要手段，有技术条件的病理实验室应积极开展。相比免疫组化，流式细胞术具有敏感度高、特异性强、检测周期短等特点，特别是对于判断 B、T 细胞的克隆性增生，抗原表达水平以及小 B 细胞类肿瘤鉴别诊断等方面具有独特的优势，其弱点在于不能结合组织学形态分析（免疫组化可以在原位标记抗原）、不适合检测部分定位于细胞核或细胞质内的抗原（如 BCL6、MUM1、cyclin D1、Ki-67、BCL2 等）、对于霍奇金淋巴瘤等肿瘤细胞较少的病变以及 T 细胞或 NK 细胞肿瘤的甄别能力不如免疫组化强。此外，流式细胞分析需要细胞悬液或由新鲜组织制备的单细胞悬液标本，不常规留用新鲜组织标本的单位无法开展这项技术，细胞悬液标本也不像组织块可以长期保存，故而流式细胞不能用于回顾性研究。

5 遗传学与分子病理检测

淋巴瘤中抗原受体基因（*IG*、*TCR*）的克隆性基因重排、非随机、类型相关性染色体及基因异常、特定病原微生物感染等不仅对于研究肿瘤的发生、发展机制具有重要意义，也是精确诊断疾病、指导规范治疗以及预测预后必不可少的工具。常用的淋巴瘤遗传与分子病理检测方法包括聚合酶链反应（PCR，包括 RT-PCR、RQ-PCR 等）和 Sanger 测序技术、荧光原位杂交（FISH）、原位杂交（ISH）、核型分析（包括 G 显带、M-FISH、SKY 等）及基因表达谱（GEP）、二代测序（NGS）等高通量检测技术。

淋巴瘤病理学诊断

5.1 克隆性 *IG* 和 *TCR* 基因重排检测

5.1.1 方法

多数实验室采用 PCR 法并应用 BIOMED-2 引物组检测，以毛细管电泳基因扫描分析结果（或 PAGE 电泳异源双链分析）。

5.1.2 适用范围

绝大部分淋巴组织增生性病变根据形态特征并结合免疫组化检查和临床特点便能确诊，无须开展这项检测。仅在少数情形下，克隆性 *IG* 和 *TCR* 基因重排检测对于淋巴瘤的诊断与鉴别、肿瘤细胞系确定以及克隆相关性分析具有一定价值：①良、恶性较难鉴别的病变，例如，淋巴瘤局限或隐匿性累犯、形态异常不显著或缺乏特征性免疫表型的淋巴瘤（如在某些炎性疾病基础上发生瘤变的早期 MALT 型边缘区淋巴瘤、EBV 相关淋巴瘤等）、小细胞性皮肤淋巴瘤早期病变等；②疑似淋巴瘤，但标本组织较小、较少，例如，不理想的穿刺活检或内镜活检标本、体液标本等；③某些特定病种的诊断与鉴别，例如，儿童型滤泡性淋巴瘤、淋巴瘤样丘疹病、水疱 - 痘疮样淋巴瘤等；④细胞构成较复杂或免疫标记难以区分细胞系的肿瘤，例如，肿瘤细胞异常表达 CD20 的外周 T 细胞淋巴瘤、伴有 B 细胞成分旺炽增生的外周 T 细胞淋巴瘤或 B、T 细胞组合性淋巴瘤等；⑤肿瘤克隆相关性分析，例如，判断弥漫性大 B 细胞淋巴瘤是否由之前滤泡性淋巴瘤转化而来；⑥微小残留病灶评估。

5.1.3 判读结果注意事项

IG 和 *TCR* 基因克隆性重排检测结果，一定要在组织病理学检查的背景下解读才有意义，如与形态或免疫组化证据不符，一般更倾向于组织学检查结论。判读基因重排结果，应注意以下事项：①克隆性不一定等于淋巴瘤，部分良性病变也可有淋巴细胞克隆性增生。②部分 B 或 T 细胞淋巴瘤（特别是淋巴母细胞性肿瘤、血管免疫母细胞性 T 细胞淋巴瘤等）*IG* 和 *TCR* 基因重排检测结果存在谱系交叉，不足以判断肿瘤细胞系起源。此外，*TCRB* 和 *TCRG* 基因重排也并不代表就是 αβ 和 γδT 细胞来源的肿瘤。③假克隆和寡克隆，由于 PCR 技术的高敏性，标本组织中较少的细胞成分有时会产生假克隆或寡克隆，需与真性克隆性病变鉴别。④某些技术因素也会导致假阳性或假阴性结果。

5.2 FISH 法检测非随机性染色体和基因异常

部分 B 细胞非霍奇金淋巴瘤亚型和少数 T 细胞淋巴瘤具有特征性的、非随机性染色体异常（例如：染色体易位、缺失等），并导致相关基因异常，检测这些遗传学异常有助于病理诊断或评估预后。目前，FISH 是临床检测这些染色体/基因异常最常用的方法，也有多种针对染色体易位断裂区和基因缺失（或扩增）的商品化探针供应，针对易位的探针又包括融合探针和分离探针两种，分别是针对不同基因或同一基因断裂位点两侧序列而设计，前者例如 t（14；18）（*IgH/BCL2*）、t（11；14）（*IgH/CCND1*）等，后者例如 t（18q21）（*BCL2*）、t（3q27）（*BCL6*）、t（8q24）（*MYC*）、t（14q32）（*IgH*）、t（18q21.31）/*MALT1* 等。需要指出的是，部分染色体易位/基因重排可以通过更为简易、经济的免疫组化方法予以间接提示，例如，套细胞淋巴瘤相关的 t（11；14）和间变性大细胞淋巴瘤相关的

t（2p23）就分别可以通过 cyclin D1 和 ALK 的免疫组化染色来加以显示，在这些情形下，FISH 检测就并非必需。但对于那些蛋白表达并不一定对应于基因异常的情形（例如：弥漫性大 B 细胞淋巴瘤中 *BCL2* 和 / 或 *BCL6* 与 *MYC* 基因重排检测、有 *BCL2* 基因易位但免疫组化结果阴性的滤泡性淋巴瘤等）而言，FISH 检测就是必要的方法。此外，部分遗传学异常对应于肿瘤的生物学异质性，例如，伴有 t（2p23）（*ALK*）、t（6p25）（*DUSP22-IRF4*）和 t（3q28）（*TP63*）的间变性大细胞淋巴瘤以及伴有 del（17p）、del（11q）、del（13q）、+12 等异常的慢性淋巴细胞性白血病 / 小淋巴细胞性淋巴瘤就有着不同的生物学行为，通过 FISH 检测这些遗传学异常，能提示疾病预后，并指导治疗。

5.3　EBER 原位杂交检测

EBV 感染与多种良、恶性淋巴组织增生性疾病（后者包括多种 B 细胞和 T 细胞 /NK 细胞淋巴瘤以及部分经典型霍奇金淋巴瘤等）相关。EBER-1/2 是 EBV 编码的两个小分子量早期核糖核酸，常高水平地表达于病毒感染的细胞核中。利用 EBER 探针作原位杂交可以敏感地在原位显示病毒感染，如结合细胞系标志物免疫染色作双重标记，则还能显示病毒阳性细胞的表型。通过免疫组化检测 EBV 编码的部分蛋白抗原（如 LMP1、LMP2A、EBNA 等）虽也能显示病毒存在，但这些抗原的表达情况在病毒不同感染模式中有所不同（如 EBV 阳性的经典型霍奇金淋巴瘤通常表达 LMP1，而 EBV 阳性的伯基特淋巴瘤则通常 LMP1 阴性），而 EBER 却是恒定表达的，且免疫组化检测灵敏度也往往不如原位杂交，因此，EBER 原位杂交技术通常被视作组织内原位检测 EBV 的"金标准"。

5.4 二代测序、基因表达谱等高通量技术检测

随着分子生物学研究的深入，一些重现性基因突变（或其他异常）被发现在特定类型的淋巴瘤中高频发生，提示这些异常可能参与了肿瘤的发生、发展机制。其中，有不少特定的基因突变已被应用于淋巴瘤的诊断、分型、预测预后，乃至辅助临床作治疗决策。近年来，Sanger 测序、二代测序等技术被越来越多地使用到淋巴瘤的分子病理诊断当中，特别是高通量的二代测序技术具有单次实验能够检测多个基因变化以及多种遗传学异常（基因突变、易位、缺失等）的优势，大有替代其他测序技术的趋势。就淋巴瘤相关基因二代测序在临床应用而言，建议优先选择一组与诊断、预后判断和治疗选择密切相关的基因进行检测。基因表达谱是指一次同时定量检测特定组织中成千上万个基因的表达，再根据基因表达种类和丰度信息，构建出基因表达的数据表或谱型（或称指纹）。在淋巴瘤领域，弥漫性大 B 细胞淋巴瘤是第一种通过基因表达谱信息进行分子分型的肿瘤[4]。此外，Nanostring 公司推出的 nCounter 技术也能高度灵敏地定量检测多种样品类型（纯化总 RNA、细胞和组织裂解液、石蜡包埋组织提取的 RNA 等）中的基因表达，该技术应用分子条形码和单分子成像来检测并计数单个反应中的几百个转录本，而不需要逆转录或扩增反应，直接数字化读出每一种 mRNA 的相对丰度。利用 Nanostring 平台的 20 基因检测（Lymph2Cx）研究已表明该项技术可以对弥漫性大 B 细胞淋巴瘤石蜡包埋标本进行准确的分子分型[5]。

参考文献

［1］ ALAGGIO R, AMADOR C, ANAGNOSTOPOULOS I, et al. The 5th edition of the World Health Organization Classification of Haematolymphoid Tumours: Lymphoid Neoplasms. Leukemia, 2022, 36 (7): 1720-1748.

［2］ 李小秋 . 恶性淋巴瘤的组织形态分析 . 中华病理学杂志 , 2011, 40 (4): 217-219.

［3］ 沈志祥 , 朱雄增 . 恶性淋巴瘤 . 2 版 . 北京 : 人民卫生出版社 , 2011.

［4］ ALIZADEH AA, EISEN MB, DAVIS RE, et al. Distinct types of diffuse large B-cell lymphoma identified by gene expression profiling. Nature, 2000, 403: 503-511.

［5］ SCOTT DW, WRIGHT GW, WILLIAMS PM, et al. Determining cell-of-origin subtypes of diffuse large B-cell lymphoma using gene expression in formalin-fixed paraffin-embedded tis-sues. Blood, 2014, 123: 1214-1217.

淋巴瘤病理学诊断

弥漫性大 B 细胞淋巴瘤

1 治疗前评估

	I 级推荐	II 级推荐	III 级推荐
病史采集和体格检查	完整的病史采集（包括发热、盗汗、体重减轻等 B 症状）		
	体格检查（尤其注意浅表淋巴结、韦氏环、肝、脾等部位）		
	体能状态评分		
实验室检查	血尿便常规、生化全项、红细胞沉降率、β_2 微球蛋白、乳酸脱氢酶、感染筛查（乙肝病毒 + 丙肝病毒 + 人类免疫缺陷病毒 +EB 病毒 + 梅毒，异常者需完善病毒载量或行确证实验）		
	脑脊液检查		
	育龄妇女须行妊娠试验		
影像学检查	PET/CT		浅表淋巴结和腹部超声
	全身增强 CT		
	心电图、心脏超声		
	中枢神经系统受累行 MRI		
	胃肠道受累行胃肠内镜检查		
骨髓检查	骨髓穿刺和活检（骨髓活检样本至少应在 1.6cm 以上）		

【注释】

对于高危患者应行诊断性腰椎穿刺术检查。流式细胞术可以提高脑脊液中淋巴瘤细胞的检测率。

2 病理诊断

	I 级推荐	II 级推荐	III 级推荐
IHC	CD20、CD19、CD79B、CD3、CD5、CD10、BCL2、BCL6、Ki-67、IRF4/MUM1、MYC	Cyclin D1、κ/λ、CD30、CD23、PAX5、CD138、ALK、HHV8、SOX11、P53	
流式细胞术	κ/λ、CD45、CD3、CD5、CD20、CD19、CD10		
基因	利用 FISH 技术检测 MYC、BCL2、BCL6 重排确定高级别 B 细胞淋巴瘤伴 MYC、BCL2 和 / 或 BCL6 重排，EBER-ISH	利用 PCR 技术检测 IG 重排 利用基因表达谱或 NanoString 检测判断肿瘤的"细胞起源（COO）"分型	

弥漫性大 B 细胞淋巴瘤

弥漫性大 B 细胞淋巴瘤（DLBCL）依靠组织病理学和免疫组化分析明确诊断。CD20$^+$、CD3$^-$ 是 DLBCL 的典型免疫表型，其他免疫组化指标用于 DLBCL 亚型的分类[1]。

对 DLBCL 亚型的诊断应遵循第 5 版 WHO 分类。WHO 根据基因表达谱不同，将 DLBCL 的 COO 分为 3 类：生发中心 B 细胞样（germinal center B-cell-like，GCB）、活化 B 细胞样（activated B-cell-like，ABC）和第三型 DLBCL（Type 3 DLBCL），是影响 DLBCL 预后的重要因素[2]。目前最为常用的是 HANS 模型分类，通过检测生发中心 B 细胞标志（CD10、BCL6）和非生发中心 B 细胞标志（IRF4/MUM1），将 DLBCL 分为 GCB 样亚型和非 GCB 样亚型。有条件的机构可根据基因表达谱或利用 NanoString 检测来判断 DLBCL 的 COO 亚型。对怀疑有病变的淋巴结或结外病灶实施切除或切取活检（或内镜下活检）是明确诊断的最佳途径。在特定情况下，无法对可疑淋巴结进行切除活检时，亦可行空芯针穿刺活检，联合其他辅助检查技术（免疫组化、流式细胞术、PCR 技术扩增检测有无克隆性免疫球蛋白基因（IG）和 T 细胞受体（TCR）基因重排、FISH 和基因突变检测等对淋巴瘤进行诊断。

初发和治疗后复发的 DLBCL 均推荐 FISH 技术检测 MYC、BCL2 和 BCL6 重排。5%~15% 的 DLBCL 具有 MYC 重排，可与 BCL2 重排同时发生，也可与 BCL6 重排同时发生，称作"双打击"或"三打击"淋巴瘤，WHO 分类中被单独列为"高级别 B 细胞淋巴瘤伴 MYC、BCL2 和 / 或 BCL6 重排"，预后不良，目前尚无有效的治疗措施。30%~35% DLBCL 表达 MYC 蛋白，20%~35% 同时表达 BCL2，但多数不携带 MYC/BCL2 基因异常，称"双表达淋巴瘤"，提示预后不良。

3 分期

参照 2014 年 Lugano 分期标准（附录 1）。

4 治疗

4.1 初治患者：基于年龄和预后的分层治疗

分组	分层	Ⅰ级推荐	Ⅱ级推荐	Ⅲ级推荐
年龄 ≤ 60 岁	低危（aaIPI=0 分）且无大肿块	3R-CHOP21+ 受累部位 / 受累淋巴结放疗 或 6R-CHOP21 ± 受累部位 / 受累淋巴结放疗 或 4R-CHOP21+2R ± 受累部位 / 受累淋巴结放疗（1A 类）		

弥漫性大 B 细胞淋巴瘤

分组	分层	I 级推荐	II 级推荐	III 级推荐
年龄 ≤60 岁	低危（aaIPI=0 分） 伴有大肿块或中低危 （aaIPI=1 分）	6R-CHOP21+ 受累部位 / 受累淋巴结放疗（1A 类） 中低危（aaIPI=1 分）： 6Pola-R-CHP+2R（1A 类）		
	中高危（aaIPI=2 分）	临床试验 8R+6~8CHOP21 ± 受累部位 / 受累淋巴结放疗（1A 类） 8R+6CHOP14 ± 受累部位 / 受累淋巴结放疗（1A 类） 6Pola-R-CHP+2R（1A 类）	6R-CHOEP14 （2A 类）	6DA-EPOCH-R （2A 类）
	高危（aaIPI=3 分）	临床试验 8R+6~8CHOP21 ± 受累部位 / 受累淋巴结放疗（1A 类） 8R+6CHOP14 ± 受累部位 / 受累淋巴结放疗（1A 类） 6Pola-R-CHP+2R（1A 类）	6R-CHOEP （2A 类） 自体造血干细 胞移植（2A 类）	6-DA-EPOCH-R （2A 类）

弥漫性大 B 细胞淋巴瘤

初治患者：基于年龄和预后的分层治疗（续）

分组	分层	Ⅰ级推荐	Ⅱ级推荐	Ⅲ级推荐
年龄 60~80 岁	无心功能不全	8R+6~8CHOP21（IPI 低危：8R+6CHOP21）（1A 类） 8R+6CHOP14 ± 受累部位 / 受累淋巴结放疗（大肿块：8R+6CHOP14+ 受累部位 / 受累淋巴结放疗）（1A 类）	6Pola-R-CHP+ 2R（1A 类）	6DA-EPOCH-R（2A 类）
	伴心功能不全	多柔比星替换为脂质体多柔比星、依托泊苷、吉西他滨（2A 类）		
年龄 >80 岁	无心功能不全	剂量减量：6R-miniCHOP21（2A 类）		
	伴心功能不全	多柔比星替换为脂质体多柔比星、依托泊苷、吉西他滨（2A 类）		

弥漫性大 B 细胞淋巴瘤

【注释】

应根据患者年龄、IPI/aaIPI 评分以及剂量增加方案的可行性进行分层治疗。若条件允许，推荐进入临床试验[3]。

对于年轻高危或中高危患者，目前尚无标准治疗方案，应首选进入临床试验。最常用的治疗为 8R 联合 6~8 个疗程 CHOP21 方案。R-CEOP70（70mg/m² 表柔比星）与 R-CHOP50（50mg/m² 多柔比星）疗效相当，年轻患者采用蒽环类加量的化疗方案 R-CEOP90（90mg/m² 表柔比星）可使 PFS 获益[4-5]。6 个周期与 8 个周期的 CHOP-21 对于 DLBCL 疗效相当。年轻、预后良好的患者可进一步减少 2 个周期化疗，预后无显著差别，因而对于初治患者，根据其危险分层，可考虑适当减少化疗周期。Pola-R-CHP 使 IPI 2~5 分患者 PFS 获益。来那度胺 +R-CHOP 可改善 IPI 非低危患者的生存，其作用可能不取决于 ABC 亚型；BTK 抑制剂联合 R-CHOP 可能改善部分亚型患者的生存（如 MCD、N1、non-GCB、双表达淋巴瘤等）；DA-EPOCH-R 可改善 IPI 3~5 分患者的生存。此外，BCL-2 抑制剂、PD-1 单抗、表观遗传药物（地西他滨、西达本胺等）[6-7] 联合 R-CHOP 均显示出疗效和可控的安全性。对于 70 岁以上或一般状态差的老年患者，可考虑 R-GemOx[8] 或利妥昔单抗、BTK 抑制剂及来那度胺联合的无化疗方案[9]。瑞帕妥单抗和泽贝妥单抗是新型 CD20 单抗，可联合 CHOP 方案治疗 DLBCL。60~80 岁初治患者经 R-CHOP 方案治疗后 CR 或 PR，采用来那度胺维持可使 PFS 获益。

化疗前大肿块（≥7.5cm）或结外器官受侵、化疗后未达 CR 是放疗适应证。局限期患者短程化疗后联合放疗可取得与长程单纯化疗相同的疗效，足量化疗后联合放疗可进一步提高疗效。化疗 CR 后推荐放疗剂量为 30~36Gy，化疗 PR 或 SD 后剂量为 30~40Gy，而化疗后进展行挽救放疗时应给予更高剂量 40~50Gy。自体造血干细胞移植作为一线治疗可应用于高危患者，但仍需进一步试验。

对于原发纵隔、原发乳腺、原发睾丸弥漫性大 B 细胞淋巴瘤和高级别 B 细胞淋巴瘤伴 *MYC*、*BCL2* 和 / 或 *BCL6* 重排或 NOS 患者，分别参照各章节进行治疗。对于高肿瘤负荷的患者，应采取措施预防肿瘤溶解综合征。存在 CNS 复发风险的患者应进行 CNS 预防。由 IPI 中的 5 个危险因素和肾脏 / 肾上腺累及组成的 CNS-IPI，将患者分为低危（0~1 分）、中危（2~3 分）、高危（4~6 分），建议对 CNS-IPI 高危、HIV 感染、高级别 B 细胞淋巴瘤伴 *MYC*、*BCL2* 和 / 或 *BCL6* 重排、睾丸淋巴瘤的患者进行 CNS 预防。此外，回顾性研究普遍认为，乳腺、子宫、副鼻窦、硬膜外、骨、骨髓的累及也是附加危险因素。推荐这些患者进行鞘内注射甲氨蝶呤（MTX）± 阿糖胞苷（Ara-C）或 HD-MTX（$\geq 3.0g/m^2$）静脉滴注作为预防；若患者同时存在 CNS 实质受累，应考虑将 HD-MTX（$\geq 3.0g/m^2$）加入治疗方案。

弥漫性大 B 细胞淋巴瘤

4.2 复发 / 难治患者（适用于初发时接受足量利妥昔单抗和蒽环类化疗的患者）

	分层	Ⅰ级推荐	Ⅱ级推荐	Ⅲ级推荐
初次复发 / 进展	符合移植条件	（DHAP±R、ICE±R、GDP±R等）+自体造血干细胞移植（1A类） CAR-T（原发难治或12个月内复发患者推荐，1A类）	临床试验	异基因造血干细胞移植
	不符合移植条件	DHAP±R、ESHAP±R、ICE±R、GDP±R、DA-EPOCH±R、GemOx±R、MINE±R等（2A类） 临床试验	R2±BTK抑制剂、BTK抑制剂、Pola-BR、BR、Tafasitamab、CAR-T等（2A类）	
≥2次复发 / 进展	符合移植条件	异基因造血干细胞移植 临床试验 CAR-T（2A类）		
	不符合移植条件	DHAP±R、ESHAP±R、ICE±R、GDP±R、DA-EPOCH±R、GemOx±R、MINE±R等（2A类） 临床试验 CAR-T等（2A类）	R2±BTK抑制剂、BTK抑制剂、Pola-BR、BR、塞利尼索、Tafasitamab*、Loncastuximab*、维布妥昔单抗（CD30阳性）	

注：*. 国内未上市，可在自贸区内使用。

弥漫性大B细胞淋巴瘤

【注释】

复发 / 难治患者推荐选择其他与 CHOP 无交叉耐药的药物即二线方案化疗或个体化方案[10]。嵌合抗原受体（CAR）-T 细胞（如阿基仑赛、瑞基奥仑赛等）治疗及西达本胺、伊布替尼、泽布替尼、奥布替尼、维布妥昔单抗、PD-1 单抗、塞利尼索、BCL-2 抑制剂、PI3K 抑制剂、维泊妥珠单抗、Tafasitamab、Loncastuximab、Glofitamab 等新药单用或联合治疗亦体现出初步疗效。与标准二线治疗相比，阿基仑赛治疗显著延长了早期复发或难治性 DLBCL 患者的 EFS 和 PFS。如有条件，推荐患者进入临床试验。如患者具备移植条件且达 CR 或 PR，则行造血干细胞移植；如患者不具备移植条件或治疗后仍为 SD 或 PD，则进入临床试验、CAR-T 或最佳支持治疗。

细胞因子释放综合征（CRS）和神经毒性是 CAR-T 治疗中发生频率最高的危及生命的毒副反应。抗白细胞介素 -6 受体单抗托珠单抗对于控制 CRS 有效，对 CAR-T 治疗疗效没有影响。糖皮质激素也是 CRS 重要的辅助治疗，可以和托珠单抗协同使用，并用于 CRS 伴神经毒性的管理。详见 CAR-T 细胞免疫治疗相关章节。

4.3 附: 治疗方案汇总

一线治疗方案
[R-CHOP] 利妥昔单抗 + 环磷酰胺 + 多柔比星 / 表柔比星 + 长春新碱 + 泼尼松
[R-CHOEP] 利妥昔单抗 + 环磷酰胺 + 多柔比星 / 表柔比星 + 长春新碱 + 依托泊苷 + 泼尼松
[R-miniCHOP] 利妥昔单抗 + 减剂量的 CHOP (剂量减为标准剂量的 1/2 至 1/3)
[DA-EPOCH-R] 利妥昔单抗 + 依托泊苷 + 泼尼松 + 长春新碱 + 环磷酰胺 + 多柔比星
[Pola-R-CHP] 利妥昔单抗 + 维泊妥珠单抗 + 环磷酰胺 + 多柔比星 + 泼尼松

【注释】

R-CHOP 方案

利妥昔单抗 375mg/m^2, d0

环磷酰胺 750mg/m^2, d1

多柔比星 40~50mg/m^2, d1

长春新碱 1.4mg/m^2, d1 (最大剂量 2mg)

泼尼松 100mg, d1~5

每 21 天重复。

弥漫性大 B 细胞淋巴瘤

R-CHOEP 方案

利妥昔单抗 375mg/m^2，d0
环磷酰胺 750mg/m^2，d1
长春新碱 1.4mg/m^2，d1
多柔比星 40~50mg/m^2，d1
依托泊苷 100mg/m^2，d1~3
泼尼松 100mg，d1~5
每 21 天重复。

R-miniCHOP 方案

利妥昔单抗 375mg/m^2，d0
环磷酰胺 400mg/m^2，d1
多柔比星 25mg/m^2，d1
长春新碱 1mg，d1
泼尼松 40mg/m^2，d1~5
每 21 天重复。

弥漫性大 B 细胞淋巴瘤

DA-EPOCH-R 方案

利妥昔单抗 375mg/m², d0

依托泊苷 50mg/（m²·d），d1~4，96 小时连续输注

长春新碱 0.4mg/（m²·d），d1~4，96 小时连续输注

多柔比星 10mg/（m²·d），d1~4，96 小时连续输注

环磷酰胺 750mg/m²，d5

泼尼松 60mg/（m²·d），d1~5

每 21 天重复。

DA-EPOCH 剂量调整原则：

● 每次化疗后都需预防性使用粒细胞集落刺激因子。

● 如果上周期化疗后中性粒细胞减少未达Ⅳ度，可以在上一周期化疗剂量基础上将依托泊苷、多柔比星和环磷酰胺的剂量上调 20%。

● 如果上周期化疗后中性粒细胞减少达Ⅳ度，但在 1 周内恢复，保持原剂量不变。

● 如果上周期化疗后中性粒细胞减少达Ⅳ度，且持续时间超过 1 周，或血小板下降达Ⅳ度，在上一周期化疗剂量基础上将依托泊苷、多柔比星和环磷酰胺的剂量下调 20%。

● 剂量调整如果是在起始剂量以上，则上调时依托泊苷、多柔比星和环磷酰胺一起上调；剂量调整如果是在起始剂量以下，则下调时仅下调环磷酰胺。

Pola-R-CHP 方案

利妥昔单抗 375mg/m², d1
维泊妥珠单抗 1.8mg/kg, d1
环磷酰胺 750mg/m², d1
多柔比星 50mg/m², d1
泼尼松 100mg, d1~5
每 21 天重复。

二线治疗方案
［R-DHAP］利妥昔单抗 + 顺铂 + 阿糖胞苷 + 地塞米松
［R-ICE］利妥昔单抗 + 异环磷酰胺 + 卡铂 + 依托泊苷
［R-GDP］利妥昔单抗 + 吉西他滨 + 顺铂 + 地塞米松
［R-ESHAP］利妥昔单抗 + 依托泊苷 + 甲泼尼龙 + 顺铂 + 阿糖胞苷
［DA-EPOCH-R］利妥昔单抗 + 依托泊苷 + 泼尼松 + 长春新碱 + 环磷酰胺 + 多柔比星
［R-GemOx］利妥昔单抗 + 吉西他滨 + 奥沙利铂
［R-MINE］利妥昔单抗 + 美司钠 + 异环磷酰胺 + 米托蒽醌 + 依托泊苷
［R²］利妥昔单抗 + 来那度胺
［iR2］伊布替尼、来那度胺、利妥昔单抗

弥漫性大 B 细胞淋巴瘤

【注释】

R-DHAP 方案

利妥昔单抗 375mg/m², d0

地塞米松 40mg/d, d1~4（原方案为该剂量，各中心可酌情调整）

顺铂 100mg/m², 24 小时连续输注, d1

阿糖胞苷 2g/m², q.12h. d2

每 21 天重复。

R-ICE 方案

利妥昔单抗 375mg/m², d0

异环磷酰胺 5g/m², d2（100% 剂量美司钠解救）

卡铂（按照 AUC=5 计算，单次剂量 ≤ 800mg）, d2

依托泊苷 100mg/m², d1~3

每 21 天重复。

R-GDP 方案

利妥昔单抗 375mg/m², d0

吉西他滨 1 000mg/m², d1, d8

顺铂 75mg/m², d1

地塞米松 40mg, d1~4

每 21 天重复。

R-ESHAP 方案

利妥昔单抗 375mg/m^2，d0

依托泊苷 60mg/m^2，d1~4

甲泼尼龙 500mg，d1~4

顺铂 25mg/m^2，q.6h. 连续输注，d1~4

阿糖胞苷 2g/m^2，d5

每 21 天重复。

R-GemOx 方案

利妥昔单抗 375mg/m^2，d0

吉西他滨 1 000mg/m^2，d1

奥沙利铂 100mg/m^2，d1

每 14 天重复。

R-MINE 方案

利妥昔单抗 375mg/m^2，d0

异环磷酰胺 1.33g/m^2，d1~3（100% 剂量美司钠解救）

米托蒽醌 8mg/m^2，d1

依托泊苷 65mg/m^2，d1~3

每 21 天重复。

R^2 方案

利妥昔单抗 375mg/m², d0
来那度胺 20~25mg, d1~21
每 28 天重复。

iR2 方案

伊布替尼 560mg, d1~21
利妥昔单抗 375mg/m², d0
来那度胺 25mg, d1~21
每 28 天重复。

Pola-BR 方案

利妥昔单抗 375mg/m², d1
维泊妥珠单抗 1.8mg/kg, d1
苯达莫司汀 90mg/m², d1~2
每 21 天重复。

BR 方案

利妥昔单抗 375mg/m², d1
苯达莫司汀 90mg/m², d1~2
每 21 天重复。

Tafasitamab + 来那度胺方案

Tafasitamab 12mg/kg

- 第 1 个周期：d1，4，8，15，22

- 第 2 和第 3 个周期：d1，8，15，22

- 第 4 个周期及后续每个周期：d1，15

来那度胺 25mg，d1~21

每 28 天重复。

Loncastuximab 方案

第 1~2 个周期：0.15mg/kg，d1

第 3 个周期及后续每个周期：0.075mg/kg，d1

每 21 天重复。

参考文献

［1］SEHN LH, SALLES G, Diffuse large B-cell lymphoma. N Engl J Med, 2021, 384 (9): 842-858.

［2］XU PP, SUN C, CAO X, et al. Immune characteristics of Chinese diffuse large B-cell lymphoma patients: Implications for cancer immunotherapies. EBioMedicine, 2018, 33: 94-104.

［3］XU PP, HUO YJ, ZHAO WL. All roads lead to targeted diffuse large B-cell lymphoma approaches. Cancer Cell, 2022, 40 (2): 131-133.

弥漫性大 B 细胞淋巴瘤

［4］ XU PP, FU D, LI JY, et al. Anthracycline dose optimisation in patients with diffuse large B-cell lymphoma: A multicentre, phase 3, randomised, controlled trial. Lancet Haematol, 2019, 6 (6): 328-337.

［5］ CAI QC, GAO Y, WANG XX, et al. Long-term results of the R-CEOP90 in the treatment of young patients with chemotherapy-naive diffuse large B cell lymphoma: A phase Ⅱ study. Leuk Lymphoma, 2014, 55 (10): 2387-2388.

［6］ ZHANG MC, FANG Y, WANG L, et al. Clinical efficacy and molecular biomarkers in a phase Ⅱ study of tucidinostat plus R-CHOP in elderly patients with newly diagnosed diffuse large B-cell lymphoma. Clin Epigenetics, 2020, 12 (1): 160.

［7］ ZHANG MC, FANG Y, XU PP, et al. Clinical efficacy and tumor microenvironment influence of decitabine plus R-CHOP in patients with newly diagnosed diffuse large B-cell lymphoma: Phase 1/2 and biomarker study. Clin Transl Med, 2021, 11 (12): 584.

［8］ SHEN QD, ZHU HY, WANG L, et al. Gemcitabine-oxaliplatin plus rituximab (R-GemOx) as firstline treatment in elderly patients with diffuse large B-cell lymphoma: A single-arm, open-label, phase 2 trial. Lancet Haematol, 2018, 5 (6): 261-269.

［9］ XU PP, SHI ZY, QIAN Y, et al. Ibrutinib, rituximab, and lenalidomide in unfit or frail patients aged 75 years or older with de novo diffuse large B-cell lymphoma: A phase 2, single-arm study. Lancet Healthy Longev, 2022, 3 (7): e481-e490.

［10］ WANG S, WANG L, HU JD, et al. Outcomes in refractory diffuse large B-cell lymphoma: Results from a multicenter real-world study in China. Cancer Commun (Lond), 2021, 41 (3): 229-239.

弥漫性大Ｂ细胞淋巴瘤

高级别 B 细胞淋巴瘤

1 治疗前评估

	I 级推荐	II 级推荐	III 级推荐
病史采集和体格检查	完整的病史采集（包括发热、盗汗、体重减轻等 B 症状）；体格检查（尤其注意浅表淋巴结、韦氏环、肝脾等部位）；体能状态评分		
实验室检查	血尿便常规、生化全项、红细胞沉降率、β_2 微球蛋白、乳酸脱氢酶（LDH）、感染筛查（乙肝 + 丙肝 + 艾滋病毒 + EB 病毒 + 梅毒，异常者需完善病毒载量或行确证实验） 脑脊液检查 育龄妇女须行妊娠试验		
影像学检查	^{18}F-FDG PET/CT 全身增强 CT 心电图、心脏超声 中枢神经系统（CNS）受累行颅脑增强 MRI 胃肠道受累行胃肠内镜检查	中枢神经系统（CNS）受累行颅脑平扫 MRI（造影剂过敏患者）	浅表淋巴结和腹部超声
骨髓检查	骨髓穿刺和活检（骨髓活检样本至少应在 1.6cm 以上）		

高级别 B 细胞淋巴瘤

【注释】

高级别 B 细胞淋巴瘤常伴有 LDH 升高、高 IPI 评分以及骨髓和中枢侵犯。

2 病理诊断

	I 级推荐	II 级推荐	III 级推荐
基因	利用 FISH 技术检测 *MYC*、*BCL2*、*BCL6* 基因重排确定"双打击"或"三打击"淋巴瘤	EBER-ISH；利用 PCR 技术检测 *IG* 基因重排；利用基因表达谱或 NanoString 检测判断肿瘤的"细胞起源（COO）"分型	
IHC	CD20、CD19、CD79a、CD3、CD5、CD21、CD10、BCL6、MUM-1、BCL2、MYC、TP53、TdT、Cyclin D1、Ki-67	CD30	
流式细胞术	Kappa/lambda，CD45，CD3，CD5，CD19，CD10，CD20		

　　2016 年 WHO 造血淋巴组织肿瘤分类（修订第 4 版）将高级别 B 细胞淋巴瘤（HGBL）分为：①伴有 *MYC* 和 *BCL2* 和 / 或 *BCL6* 重排的 HGBL，FISH 或标准细胞遗传学检测伴有 *MYC* 和 *BCL2* 或 *BCL6* 重排的 HGBL 定义为"双打击"淋巴瘤，三者均出现重排被定义为"三打击"淋巴瘤。绝大多数是生发中心 B 细胞样表型。②高级别 B 细胞淋巴瘤，非特指性（HGBL，NOS）：形态为母细胞样或介于 DLBCL 与伯基特淋巴瘤之间，但缺乏 *MYC* 和 *BCL2* 和 / 或 *BCL6* 共同重排（可以有 *MYC* 或 *BCL2* 单个基因重排）的病例，强调需排除"双打击"/"三打击"淋巴瘤以及确诊 DLBCL 的患者。

　　在 2022 年 WHO 造血淋巴组织肿瘤分类（第 5 版）中，HGBL 限指呈淋巴母细胞样形态或介于伯基特淋巴瘤与弥漫性大 B 细胞淋巴瘤之间的高侵袭性 B 细胞非霍奇金淋巴瘤，且必须排除淋巴母细胞肿瘤、伯基特淋巴瘤及母细胞样套细胞淋巴瘤，并进一步根据其遗传学异常分为以下三类：①伴有 *MYC* 和 *BCL2* 重排（也可同时伴有 *BCL6* 重排，即"三打击"淋巴瘤）的 HGBL；②伴有 11q 异常的 HGBL（伴有 11q 获得 / 缺失，形态、表型及基因表达谱类似于伯基特淋巴瘤或其他 HGBL，但没有 *MYC* 重排，且基因突变特征不同于伯基特淋巴瘤）；③ HGBL，NOS。需要注意的是，仅伴有 *MYC* 和 *BCL6* 重排（但没有 *BCL2* 重排）的双打击淋巴瘤在新分类中不再归入伴有 *MYC* 和 *BCL2* 重排的 HGBL，而是归入 HGBL，NOS 或弥漫性大 B 细胞淋巴瘤，NOS。而形态学符合弥漫性大 B 细胞淋巴瘤，NOS 的"双打击"/"三打击"淋巴瘤在新分类中不再命名为 HGBL，使用"伴有 *MYC* 和 *BCL2* 重排的弥漫性大 B 细胞淋巴瘤"这一术语。

FISH 检测为 HGBL 诊断金标准。对于初治和复发的 DLBCL 均推荐 FISH 技术检测 *MYC*、*BCL2* 和 *BCL6* 重排。5%~15% DLBCL 具有 *MYC* 重排，可与 *BCL2* 重排同时发生，也可与 *BCL6* 重排同时发生，提示预后不良，目前尚无有效的治疗措施[1-2]。对于形态疑似 HGBL（介于 DLBCL 和伯基特淋巴瘤之间或母细胞样）的病例，FISH 为必需检测。由于 HGBL 多系生发中心 B 细胞样表型，COO 分型是筛选 HGBL 相对较好的初筛标准，特别是伴有 MYC/BCL2 蛋白过表达的病例尤为如此，但依旧存在缺陷[3]。

3 分期

参照 2014 年 Lugano 分期标准，见附录 1。

4 治疗

4.1 高级别 B 细胞淋巴瘤，伴有 MYC 和 BCL2 易位

状态	Ⅰ级推荐	Ⅱ级推荐	Ⅲ级推荐
初治	入组临床试验	剂量调整的 EPOCH 方案 + 利妥昔单抗（2A 类） RCHOP 方案（2A 类） （对于 IPI 评分低危的患者可考虑） RminiCHOP 方案（2A 类） （对于老年 / 体弱的患者可考虑） HyperCVAD/MA 方案 + 利妥昔单抗（2A 类） CODOX-M 与 IVAC 交替方案 + 利妥昔单抗（2A 类）	早期患者可局部放疗作为巩固治疗（2B 类） 自体造血干细胞支持下的大剂量化疗作为巩固治疗（2B 类）
复发 / 难治	按照复发 / 难治 DLBCL 治疗		

4.2 高级别 B 细胞淋巴瘤，非特指

状态	Ⅰ级推荐	Ⅱ级推荐	Ⅲ级推荐
初治	入组临床试验	RCHOP 方案（2A 类） RminiCHOP 方案（2A 类） （对于老年 / 体弱的患者可考虑） 剂量调整的 EPOCH 方案 + 利妥昔单抗（2A 类） HyperCVAD/MA 方案 + 利妥昔单抗（2A 类） CODOX-M 与 IVAC 交替方案 + 利妥昔单抗（2A 类）	早期患者可局部放疗作 为巩固治疗（2B 类） 自体造血干细胞支持下 的大剂量化疗作为巩固 治疗（2B 类）
复发 / 难治	按照复发 / 难治 DLBCL 治疗		

【注释】

　　对于高级别 B 细胞淋巴瘤伴有 *MYC* 和 *BCL2* 和 / 或 *BCL6* 易位（双打击 / 三打击淋巴瘤），目前国内外尚未建立标准的治疗方案。选择具体治疗方案时应考虑患者的体能状态和合并症的情况。回

顾性研究表明，高强度的免疫化疗方案可能改善双打击/三打击淋巴瘤患者的预后，而采用RCHOP方案可能预后较差[4-5]。在对106例双打击/三打击淋巴瘤的多中心回顾性分析中，采用高强度免疫化疗方案（如R-DA-EPOCH，R-HyperCVAD或R-CODOX-M/IVAC）相比RCHOP可改善CR率及PFS[4]。Howlett等发表的meta分析表明，在双打击淋巴瘤患者的一线治疗中，采用R-CHOP，R-DA-EPOCH及其他剂量密集型方案的中位PFS分别为12个月、22个月和19个月；相比RCHOP方案，R-DA-EPOCH显著降低了进展风险，但各组间的OS未见显著差异[6]。一项关于R-DA-EPOCH联合BCL2抑制剂venetoclax治疗DHL患者的Ⅱ/Ⅲ期临床试验结果公布，与R-DA-EPOCH单独治疗相比，联合方案组PFS无显著获益且不良反应增加，故对于双打击淋巴瘤患者，不推荐R-DA-EPOCH联合BCL2抑制剂[7]。尽管尚无明确证据提示自体造血干细胞移植巩固对获得首次完全缓解的DHL患者的生存获益，但由于缺乏随机对照研究以及更有效方案，自体造血干细胞移植仍然是部分国内外医疗机构可选方案。针对高级别B细胞淋巴瘤非特指型，国际上亦无统一的标准治疗方案，不同于双打击/三打击淋巴瘤的是，RCHOP方案可作为其治疗选择之一。对于老年高级别B细胞淋巴瘤，非特指型患者，推荐在老年医学评估的情况下，使用剂量减弱的R-mini-CHOP[8]。

由于高级别B细胞淋巴瘤患者发生CNS侵犯的风险较高[4-5]，建议此类患者常规进行CNS预防。推荐患者采用鞘内注射MTX ± Ara-C 4~8剂和/或静脉滴注HD-MTX（3.0~3.5g/m²）2~4周期作为预防。若为局限期疾病，在化疗达到CR后推荐进行受累野的巩固性放疗，可能改善患者的PFS[9]。对于疾病达到缓解的患者，可考虑进行自体造血干细胞移植作为巩固治疗；尽管其地位尚未完全明确，但仍被国际上部分中心所采纳。

复发/难治的高级别B细胞淋巴瘤应遵循复发/难治DLBCL的治疗推荐。然而，复发/难治的双打击／三打击淋巴瘤患者接受自体／异基因造血干细胞移植的预后尚不明确[10-11]。CAR-T细胞疗法可用于二线治疗后复发或难治性高级别B细胞淋巴瘤[12]。CD19抗体-药物偶联物（ADC）Loncastuximab tesirine（Lonca）已被FDA批准用于治疗复发／难治的高级别B细胞淋巴瘤患者。LOTIS-2研究显示出Lonca单药治疗复发／难治的高级别B细胞淋巴瘤患者，ORR为45.5%[13]。

参考文献

[1] SAVAGE KJ, JOHNSON NA, BEN-NERIAH S, et al. MYC gene rearrangements are associated with a poor prognosis in diffuse large B-cell lymphoma patients treated with R-CHOP chemotherapy. Blood, 2009, 114 (17): 3533-3537.

[2] LIN P, DICKASON TJ, FAYAD LE, et al. Prognostic value of MYC rearrangement in cases of B-cell lymphoma, unclassifiable, with features intermediate between diffuse large B-cell lymphoma and Burkitt lymphoma. Cancer, 2012, 118 (6): 1566-1573.

[3] OK CY, MEDEIROS LJ. High-grade B-cell lymphoma: A term re-purposed in the revised WHO classification. Pathology, 2020, 52 (1): 68-77.

[4] PETRICH AM, GANDHI M, JOVANOVIC B, et al. Impact of induction regimen and stem cell transplantation on outcomes in double-hit lymphoma: A multicenter retrospective analysis. Blood, 2014, 124 (15): 2354-2361.

[5] OKI Y, NOORANI M, LIN P, et al. Double hit lymphoma: The MD Anderson Cancer Center clinical experience. Br J Haematol, 2014, 166 (6): 891-901.

[6] HOWLETT C, SNEDECOR SJ, LANDSBURG DJ, et al. Front-line, dose-escalated immunochemotherapy is associated with a significant progression-free survival advantage in patients with double-hit lymphomas: A systematic

review and meta-analysis. Br J Haematol, 2015, 170 (4): 504-514.

［7］ABRAMSON JS, RUPPERT AS, GIRI S, et al. Randomized phase Ⅱ/Ⅲ study of DA-EPOCH-R +/-venetoclax in previously untreated double hit lymphoma: Initial results from Alliance A051701. Blood, 2021, 138 (Supplement 1): 523.

［8］OLSZEWSKI, A, KURT, H, EVENS AM. Defining and treating high-grade B-cell lymphoma, NOS. Blood, 2021, Sep 15: 2020008374.

［9］TUMATI V, TRIVEDI L, LI HC, et al. Patterns of failure in patients with double hit or double expressor lymphomas: Implications for radiation therapy. Int J Radiat Oncol Biol Phys, 2018, 100 (5): 1126-1132.

［10］HERRERA AF, MEI M, LOW L, et al. Relapsed or refractory double-expressor and double-hit lymphomas have inferior progression-free survival after autologous stem-cell transplantation. J Clin Oncol, 2017, 35 (1): 24-31.

［11］HERRERA AF, RODIG SJ, SONG JY, et al. Outcomes after allogeneic stem cell transplantation in patients with double-hit and double-expressor lymphoma. Biol Blood Marrow Transplant, 2018, 24 (3): 514-520.

［12］LOCKE FL, GHOBADI A, JACOBSON CA, et al. Long-term safety and activity of axicabtagene ciloleucel in refractory large B-cell lymphoma (ZUMA-1): A single-arm, multicentre, phase 1-2 trial. Lancet Oncol, 2019, 20 (1): 31-42.

［13］ALDERUCCIO J P, AI W Z, RADFORD J, et al. Clinical characteristics and responses of patients with relapsed or refractory high-grade B-cell lymphoma treated with loncastuximab tesirine in the Lotis-2 Clinical Trial. Blood, 2021, 138 (Supplement 1): 3575.

原发纵隔（胸腺）大 B 细胞淋巴瘤

1 治疗前评估

	I 级推荐	II 级推荐	III 级推荐
常规检查	完整的病史采集 体格检查：一般状况、浅表淋巴结、口咽环、肝、脾触诊、上腔静脉综合征相关体征 B 症状评估 体能状态评估（ECOG 体能评分）	与有经验生殖专家讨论生育问题	
实验室检查	全血细胞计数和分类、尿常规、便常规 血生化：肝肾功能、凝血功能、LDH、β_2 微球蛋白 乙肝五项、HBV-DNA、HCV 及 HIV 筛查 妊娠试验（必要时）		
影像学检查	颈部、胸部、腹部、盆腔增强 CT PET/CT 心电图、心脏超声 中枢神经系统受累行增强 MRI		浅表淋巴结及腹部超声
骨髓检查	骨髓穿刺和活检		
临床分期	Lugano 分期		

2 病理诊断

	Ⅰ级推荐	Ⅱ级推荐	Ⅲ级推荐
获取组织的方式	纵隔肿块空芯针穿刺或切取活检；可疑淋巴结切除或切取活检		
IHC	CD20，PAX5，CD3，CD5，CD15，CD23，CD30，CD10，BCL2，BCL6，IRF4/MUM1，PD-L1，Ki-67	BOB.1，Oct-2，MAL	
流式细胞术		CD45/LCA，κ/λ，CD20，CD3，CD5，CD19，CD10，CD22，CD23，CD15	
遗传学及基因检测		*EBER-ISH*，*PD-L1/2* 及 *JAK/STAT* 基因异常检测	

【注释】

原发纵隔（胸腺）大 B 细胞淋巴瘤（PMBCL）是弥漫性大 B 细胞淋巴瘤（DLBCL）的特殊亚型之一，约占 DLBCL 的 10%。病变起源于胸腺髓质 B 细胞，以纵隔占位和大肿块为临床特征。常伴有上腔静脉综合征、胸腔或心包积液。PMBCL 好发于年轻女性，男性：女性为 1∶2，中位年龄为

35 岁。临床分期以 Ⅰ～Ⅱ期为主，约占 80%。

　　PMBCL 的基因表达谱不同于非特指型 DLBCL，而与经典型霍奇金淋巴瘤（CHL）有部分重叠。应注意与介于 PMBCL 和 CHL 之间而被称作灰区淋巴瘤（GZL）进行鉴别。PMBCL 的免疫表型与非特指型 DLBCL 相似，但更常见 CD23 阳性，弱表达 CD30，且多有 PD-L1/2 表达水平升高。分子遗传学异常包括 NF-κB、JAK/STAT 通路异常活化、PD-L1/2 扩增或 9P24.1 获得，以及 MHC Ⅱ 相关分子缺陷。确诊 PMBCL 需要结合病理特征和临床表现而综合判断。

　　PET/CT 检查对 PMBCL 病灶范围确定和治疗后疗效判断有明确的价值。PMBCL 治疗后在 CT 图像中经常存在纵隔肿块残留，PET/CT 检查可判断是否达到肿瘤代谢缓解，以指导后续治疗策略。伴中枢神经系统侵犯风险时（参见 DLBCL）行腰椎穿刺和鞘内注射化疗。

3　分期

　　参照 2014 年 Lugano 分期标准（附录 1）。

4 治疗

4.1 初治患者

I 级推荐	II 级推荐	III 级推荐
R-CHOP×6 周期 + 累及部位放疗（2A 类） DA-EPOCH-R×6 周期 ± 累及部位放疗（2A 类）		

4.2 复发 / 难治患者

分层	I 级推荐	II 级推荐	III 级推荐
适合大剂量化疗	参加临床试验 挽救化疗：ICE ± R、R-DHAP ± R、MINE ± R、ESHAP ± R（2A 类） 加纵隔放疗（既往未放疗）；接受移植患者可在移植后放疗（2A 类）	联合自体造血干细胞移植（2A 类）	
不适合大剂量化疗	参加临床试验 姑息化疗：GDP ± R、GEMOX ± R 等	姑息放疗	
≥2 次复发 / 进展	参加临床试验	抗 PD-1 单抗 卡瑞利珠单抗 +GVD	具备开展 CAR-T 治疗条件的指定医院可进行抗 CD19 CAR-T 细胞治疗

　　PMBCL 的一线治疗推荐包含利妥昔单抗和蒽环类药物的联合方案，如 R-CHOP，或强化方案 DA-EPOCH-R（建议在有经验的医院使用）等。因缺乏随机对照临床试验，目前尚无国际公认的一线治疗标准方案。标准剂量化疗后推荐使用 PET/CT 进行疗效评估，并进一步决定是否放疗以及放疗剂量的选择，具体如下：CR，ISRT 30~36Gy（尤其在非 R-DA-EPOCH 方案化疗后）或观察（R-DA-EPOCH 方案化疗后）；PR，ISRT 36~50Gy；SD 或局限 PD，ISRT/IFRT 40~55Gy。根据小样本的 II 期临床试验结果，接受 DA-EPOCH-R 治疗后获得 PET/CT 完全代谢缓解（CMR）的患者，可以免除放疗。减少放疗，可以降低该患者人群的远期不良反应（心脏疾病和乳腺癌）风险，但该结果有待 III 期随机临床试验验证。PMBCL 接受 R-CHOP 样化疗 ± 放疗后获得 CR 患者的预后良好，不推荐对 CR 患者进行大剂量化疗 + 自体造血干细胞移植的巩固治疗。PMBCL 患者治疗后，采用 Deauville 5 分法进行 PET/CT 评估。FDG 摄取阳性的患者应除外假阳性，如治疗后炎性反应、胸腺增生等。建议完成免疫化疗后 4~6 周，或者放疗后 2~3 个月行 PET/CT 检查。

　　复发 / 难治 PMBCL 的治疗策略同复发 / 难治 DLBCL，鼓励患者参加临床试验，其他包括非交叉耐药的联合化疗 + 自体造血干细胞移植巩固。挽救方案包括 ICE、DHAP、MINE、ESHAP 等，根据耐药情况加或不加利妥昔单抗。先前未接受过放疗的患者可在移植后补充纵隔放疗。一线治疗未接受过放疗，单纯纵隔复发的患者，可选择纵隔放疗作为挽救治疗。挽救治疗失败的患者可选择新的治疗方法。帕博利珠单抗（抗 PD-1 单抗）已被 FDA 批准用于治疗复发 / 难治的 PMBCL。国外也开展了抗 PD-1 单抗联合维布妥昔单抗的临床研究。FDA 已批准了抗 CD19 CAR-T 细胞治疗复发 / 难治 B 细胞淋巴瘤，其中包括 PMBCL 患者。

PMBCL 复发出现较早，大多治疗中进展或 12 个月内复发，超过 18 个月复发少见。治疗后缓解的患者，第一年每 3 个月随访一次，第二年每 6 个月随访一次。需要提醒患者关注远期不良反应，如心脏疾病和第二原发肿瘤。

参考文献

［1］ MARTELLI M, CERIANI L, ZUCCA E, et al.[18F] fluorodeoxyglucose positron emission tomography predicts sur-vival after chemoimmunotherapy for primary mediastinal large B-cell lymphoma: Results of the International Extra-nodal Lymphoma Study Group IELSG-26 Study. J Clin Oncol, 2014, 32 (17): 1769-1775.

［2］ DUNLEAVY K, PITTALUGA S, MAEDA LS, et al. Dose-adjusted EPOCH-rituximab therapy in primary mediastinal B-cell lymphoma. New Engl J Med, 2013, 368 (15): 1408-1416.

［3］ ARMAND P, RODIG S, MELNICHENKO V, et al. Pembrolizumab in relapsed or refractory primary mediastinal large B-cell lymphoma. J Clin Oncol, 2019, 37 (34): 3291-3299.

［4］ VASSILAKOPOULOS TP, PANGALIS GA, KATSIGIANNIS A, et al. Rituximab, cyclophosphamide, doxorubicin, vincristine, and prednisone with or without radiotherapy in primary mediastinal large B-cell lymphoma: The emerging standard of care. Oncologist, 2012, 17 (2): 239.

［5］ RIEGER M, ÖSTERBORG A, PETTENGELL R, et al. Primary mediastinal B-cell lymphoma treated with CHOP-like chemotherapy with or without rituximab: Results of the Mabthera International Trial Group study. Ann Oncol, 2011, 22 (3): 664-670.

［6］GLEESON M, HAWKES EA, CUNNINGHAM D, et al. Rituximab, cyclophosphamide, doxorubicin, vincristine and prednisolone (R-CHOP) in the management of primary mediastinal B-cell lymphoma: A subgroup analysis of the UK NCRI R-CHOP 14 versus 21 trial. Brit J Haematol, 2016, 175 (4): 668-672.

［7］NEELAPU SS, LOCKE FL, BARTLETT NL, et al. Axicabtagene ciloleucel CAR T-cell therapy in refractory large B-cell lymphoma. New Engl J Med, 2017, 377 (26): 2531-2544.

［8］ZINZANI PL, SANTORO A, GRITTI G, et al. Nivolumab combined with brentuximab vedotin for relapsed/refractory primary mediastinal large B-cell lymphoma: Efficacy and safety from the phase Ⅱ CheckMate 436 Study. J Clin Oncol, 2019, 37 (33): 3081-3089.

［9］LOCKE FL, GHOBADI A, JACOBSON CA, et al. Long-term safety and activity of axicabtagene ciloleucel in refractory large B-cell lymphoma (ZUMA-1): A single-arm, multicentre, phase 1-2 trial. Lancet Oncol, 2019, 20 (1): 31-42.

原发纵隔（胸腺）大 B 细胞淋巴瘤

原发乳腺弥漫性大 B 细胞淋巴瘤

1 治疗前评估

	I 级推荐	II 级推荐	III 级推荐
常规检查	完整的病史采集（注意询问有无淋巴瘤病史，乳腺假体植入史） B 症状评估 体格检查（注意浅表淋巴结和乳房） 体能状态评估（ECOG 体能评分）		
实验室检查	全血细胞计数、尿常规、便常规 血生化全项 乙肝五项、HBV-DNA、HCV、EBV 及 HIV	育龄期妇女须行妊娠试验 脑脊液检查（若存在 CNS 相关症状）	
影像学检查	心电图 心脏超声 ^{18}F-FDG PET/CT 颈部、胸部、腹部、盆腔增强 CT	头颅增强 MRI（若存在 CNS 相关症状） 脊髓增强 MRI（若存在 CSF 异常或相关症状） 颈部、胸部、腹部、盆腔平扫 CT（造影剂过敏患者）	浅表淋巴结、乳腺和腹部盆腔超声
骨髓检查	骨髓穿刺和活检		

【注释】

原发乳腺弥漫性大 B 细胞淋巴瘤（primary breast-diffuse large B cell lymphoma，PB-DLBCL）呈侵袭性表现，主要表现为单侧乳房无痛性肿块，多见于右侧乳腺，可伴有同侧引流区域淋巴结的增大[1]。判定是否为原发乳腺淋巴瘤主要基于 1972 年 Wiseman 和 Liao 提出的四项标准[2]：临床表现的部位位于乳腺，乳腺组织与淋巴瘤组织在解剖学位置上需要紧密相接；没有既往的乳腺外淋巴瘤病史，诊断时不伴有同时存在的广泛播散的淋巴瘤病灶；除区域淋巴结（同侧腋窝淋巴结和锁骨上淋巴结）受累外，无其他部位受累；需要足够的标本进行组织病理学检查。由于 PB-DLBCL 有中枢神经系统受累的风险，对于有中枢症状的患者建议行颅脑增强 MRI 及脑脊液检查，若有造影剂过敏，建议行平扫头颅 MRI。

2 病理诊断

	I 级推荐	II 级推荐	III 级推荐
获取组织的方式	乳房肿块切取 / 空芯针穿刺活检；可疑淋巴结完整切除或切取活检	空芯针穿刺活检	
IHC	CD20，CD3，CD5，CD10，BCL2，BCL6，MYC，IRF4/MUM1，Ki-67	CyclinD1，κ/λ，CD30，PAX5，CD138，P53	
流式细胞术		κ/λ，CD45，CD20，CD3，CD5，CD19，CD10，TdT	

3 分期

在临床实践中，Wiseman-Liao 的定义将 PB-DLBCL 分为 I E 或 II E 期（区域淋巴结受累）。双侧乳腺受累的 PB-DLBCL 少见，且分期存在争议。基于其预后较差，也有研究将 PB-DLBCL 定义为 IV 期。

4 治疗

4.1 初治患者

分层	Ⅰ级推荐	Ⅱ级推荐	Ⅲ级推荐
低危（ⅠE 期，aaIPI=0 分，肿瘤直径<4~5cm）	R-CHOP21×4~6 周期 + 受累部位放疗（2A 类）		
高危（ⅡE 期或 aaIPI>0 分或肿瘤直径>4~5cm）	R-CHOP21×6~8 周期 + 中枢预防 ± 受累淋巴结 / 受累部位放疗（2A 类）		DA-EPOCH-R 或 R-Hyper-CVAD/R-MA（双侧乳腺受累）（3 类）

【注释】

　　由于 PB-DLBCL 发病率较低，治疗策略缺乏高级别循证医学证据。目前不提倡大范围的乳房根治术，手术只需要满足病理确诊即可，乳房切除术会延误治疗时间。目前 PB-DLBCL 化疗多采用蒽环类药物为主的化疗方案如 CHOP 方案[3]。利妥昔单抗在 PB-DLBCL 中的治疗效果缺乏大型的随机对照研究，但大多数研究表明利妥昔单抗能延长 PB-DLBCL 患者的生存，并有效降低 CNS 复发率[3-4]。尚无数据表明更强的治疗方案能改善患者的预后。

放疗可以巩固全身化疗的效果，放化疗联合治疗可以减少乳腺局部复发[5]。Aviles 等[6]报道了 6 周期 CHOP 方案化疗联合同侧乳腺及淋巴结的放疗与单化疗或单放疗相比可改善预后。对于 PB-DLBCL 的巩固性放疗剂量常参考 DLBCL 一般剂量原则，对于化疗后 CR 为 30~36Gy，PR 为 36~50Gy，SD 或局限 PD 推荐 40~55Gy；照射野推荐累及部位照射，即同侧的全乳房照射，未受累时淋巴引流区不做预防照射。

对于 PB-DLBCL 是否常规进行中枢预防，现在仍存在争议。一些研究表明 CNS 复发的风险因素包括：双侧乳腺受累、肿物大于 5cm、IPI 评分高、LDH 升高、体质评分差，因此，选择合适的人群进行中枢预防尤为关键[7]。对于无危险因素的 I E 期 PB-DLBCL 患者不推荐常规接受中枢预防化疗。而对于需要中枢预防的患者，甲氨蝶呤鞘内注射或大剂量甲氨蝶呤静脉注射都是合理的。

4.2 复发 / 难治患者

复发 / 难治 PB-DLBCL 患者可参考复发 / 难治弥漫性大 B 细胞淋巴瘤的治疗策略。

5 预后评估

目前无专门针对 PB-DLBCL 的预后评分系统，可参考 DLBCL 的预后评估模型。Hosein 等[8]发现基于分期调整的 IPI 可以预测 PB-DLBCL 的预后。其他的预后不良因素包括肿瘤直径>4~5cm；Ann-Arbor 分期> I E；体能状态差；血清 LDH 水平>正常；基线肿瘤代谢总体积>90cm^3 等[9]。

参考文献

［1］CHEAH CY, CAMPBELL BA, SEYMOUR JF. Primary breast lymphoma. Cancer Treat Rev, 2014, 8: 900-908.

［2］WISEMAN C, LIAO KT. Primary lymphoma of the breast. Cancer, 1972, 29: 1705-1712.

［3］RYAN G, MARTINELLI G, KUPER-HOMMEL M, et al. Primary diffuse large B-cell lymphoma of the breast: Prognostic factors and outcomes of a study by the International Extranodal Lymphoma Study Group. Ann Oncol, 2008, 19 (2): 233-241.

［4］AVIV A, TADMOR T, POLLIACK A. Primary diffuse large B-cell lymphoma of the breast: Looking at pathogenesis, clinical issues and therapeutic options. Ann Oncol, 2013, 24 (9): 2236-2244.

［5］HU SX, SONG YQ, SUN XH, et al. Primary breast diffuse large B-cell lymphoma in the rituximab era: Therapeutic strategies and patterns of failure. Cancer Sci, 2018, 109 (12): 3943-3952.

［6］AVILES A, DELGADO S, NAMBO MJ, et al. Primary breast lymphoma: Results of a controlled clinical trial. Oncology, 2005, 69: 256-260.

［7］WILSON MR, EYRE TA, MARTINEZ-CALLE N, et al. Timing of high-dose methotrexate CNS prophylaxis in DLBCL: An analysis of toxicity and impact on R-CHOP delivery. Blood Adv, 2020, 4: 3586-3593.

［8］HOSEIN PJ, MARAGULIA JC, SALZBERG MP, et al. A multicentre study of primary breast diffuse large B-cell lymphoma in the rituximab era. Br J Haematol, 2014, 165: 358-363.

［9］ZHAO PQ, ZHU L, SONG Z, et al. Combination of baseline total metabolic tumor volume measured on FDG-PET/CT and β_2-microglobulin have a robust predictive value in patients with primary breast lymphoma. Hematol Oncol, 2020, 38 (4): 493-500.

原发乳腺弥漫性大Ｂ细胞淋巴瘤

原发睾丸弥漫性大 B 细胞淋巴瘤

1 治疗前评估

	Ⅰ级推荐	Ⅱ级推荐	Ⅲ级推荐
常规检查	采集病史： 体格检查：一般状况、全身皮肤、浅表淋巴结、肝脾、腹部及阴囊肿块 B 症状评估 体能状态评估（ECOG 体能评分）		
实验室检查	血尿便常规 血生化全项 乙肝五项、丙肝抗体、HIV，若 HBsAg 或 HBcAb +进一步查 HBV-DNA；若抗 HCV+，查 HCV-RNA 腰椎穿刺（脑脊液常规、生化、流式细胞学分析）		
影像学检查	颈、胸、腹、盆腔增强 CT ^{18}F-FDG PET/CT 心电图、心脏超声 睾丸超声 头颅增强 MRI	颈、胸、腹、盆腔 CT平扫（造影剂过敏患者） 头颅 MRI 平扫（造影剂过敏患者）	浅表淋巴结和腹部超声
骨髓检查	涂片、流式细胞分析、活检（免疫病理）		

【注释】

原发睾丸淋巴瘤，以弥漫性大 B 细胞淋巴瘤为主（80%~90%），称为原发睾丸弥漫性大 B 细胞淋巴瘤（primary testicular diffuse large B-cell lymphoma，PTDLBCL）。80% 发病时局限于单侧，中枢神经系统、对侧睾丸是最常见的复发部位，其他结外和淋巴结复发也有报道。重点强调头颅 MRI、脑脊液流式细胞分析及对侧睾丸超声。

2 病理诊断

	I 级推荐	II 级推荐	III 级推荐
获取组织方式	睾丸完整切除		
IHC	CD20，CD3，CD5，CD10，PAX5，BCL2，BCL6，Ki-67，IRF4/MUM1，MYC，P53	CD30，Cyclin D1	PD-1，PD-L1/2
流式细胞术		κ/λ，CD45，CD20，CD3，CD5，CD19，CD10	
遗传学及基因检测		*MYD88*、*CD79B* 等基因突变（二代或 Sanger 测序）	*BCL6*、*PDL1/2* 重排

【注释】

由于 *MYD88* 和 *CD79B* 突变在 PTDLBCL 的发生率较高，对常规治疗反应不佳的患者提供了治疗靶点，因此，专家建议有条件的单位可在初诊时采用二代（或一代）测序检测 *MYD88* 和 *CD79B* 突变。此外，PTDLBCL 很少有双打击或 EBV 感染，故可不常规做 *BCL2*、*BCL6* 和 *MYC* 的基因重排及 EBER-ISH。基于 *BCL6*、*PDL1/2* 重排对 CNS 复发的预测价值，作Ⅲ级推荐[1]。

3 分期

参照 2014 年 Lugano 分期标准，见附录 1。

4 治疗

分期	Ⅰ级推荐	Ⅱ级推荐	Ⅲ级推荐
ⅠE/ⅡE 期	根治性睾丸切除术[2-5]（2A 类） R-CHOP[2-5]（2A 类） 对侧阴囊预防性放疗 （25~30Gy）[4-7]（2A 类）	CNS 预防： ①鞘内注射：甲氨蝶呤 ± 阿糖胞苷[3-5]（2B 类）； ②大剂量甲氨蝶呤化疗 （2 个疗程）（2B 类）	
Ⅲ/Ⅳ期	同：普通 DLBCL	同：Ⅰ E 或Ⅱ E 期	
复发 / 难治	临床试验 二线方案：同 DLBCL，非特指型	BTKi、来那度胺（3 类）[8]	PD-1 单抗，CAR-T、 自体造血干细胞移 植（3 类）[9-10]

【注释】

　　PTDLBCL 发病率较低，以老年人为主，目前的证据主要基于回顾性研究和专家观点。

　　推荐一线治疗方案：根治性睾丸切除术 +R-CHOP × 6~8 疗程 + 对侧阴囊预防性放疗（25~30Gy）。根治性睾丸切除术是重要的诊治手段，可获取病理及去除血睾屏障。来自 MD Anderson 的数据表明，联合 R-CHOP 较单纯化疗能明显改善预后，5 年 PFS 分别为 56% vs. 36%，OS 分别为 68% vs. 48%，具有显著性差异[5]。联合对侧阴囊预防性放疗可显著降低睾丸复发率（由 42% 降至 8%，$P = 0.001$），改善 5 年 PFS（70% vs. 36%，$P = 0.000\ 01$）和 OS（66% vs. 38%，$P = 0.000\ 01$）[1, 4]。一项前瞻性临床研究入组 53 例 PTDLBCL，接受根治性睾丸切除术 +R-CHOP 化疗；47 例行对侧阴囊预防性放疗（25~30Gy），50 例 CNS 预防（鞘注甲氨蝶呤），5 年 PFS 及 OS 分别为 74% 和 85%[2]。

不能行睾丸切除病例，系统治疗后推荐行累及野放疗；ⅡE 期有腹盆腔淋巴结累及时，淋巴结放疗存在一定争议，对于化疗后 PET/CT 评价已完全缓解的，可以考虑不做照射。

CNS 预防的证据不完全一致。IELSG-30 的结果表明，在目前标准治疗的基础上增加 2 个疗程中剂量 MTX 和 4 次脂质体阿糖胞苷鞘内注射，5 年 CNS 复发率为 0，IELSG-10 的 CNS 复发率为 6%。基于 CNS 高复发的倾向，虽然证据等级不高，专家建议进行预防治疗，作为Ⅱ级推荐，包括鞘内注射甲氨蝶呤 ± 阿糖胞苷和大剂量甲氨蝶呤（3~3.5g/m^2）化疗，>60 岁的患者可考虑使用甲氨蝶呤 1.5g/m^2。

复发 / 难治 PTDLBCL：可根据二代测序结果选择相应的靶向药物如 BTK 抑制剂、来那度胺、PD-1 单抗或联合用药，化疗反应良好的可考虑自体造血干细胞移植。

参考文献

[1] TWA DDW, LEE DG, TAN KL et al. Genomic predictors of central nervous system relapse in primary testicular diffuse large B-cell lymphoma. Blood, 2021, 137 (9): 1256-1259.

原发睾丸弥漫性大 B 细胞淋巴瘤

［2］ DENG L, XU-MONETTE ZY, LOGHAVI S et al. Primary testicular diffuse large B-cell lymphoma displays distinct clinical and biological features for treatment failure in rituximab era: A report from the International PTL Consortium. Leukemia, 2016, 30 (2): 361-372.

［3］ MAZLOOM A, FOWLER N, MEDEIROS LJ et al. Outcome of patients with diffuse large B-cell lymphoma of the testis by era of treatment: The M. D. Anderson Cancer Center experience. Leuk Lymphoma, 2010, 51 (7): 1217-1224.

［4］ VITOLO U, CHIAPPELLA A, FERRERI AJ et al. First-line treatment for primary testicular diffuse large B-cell lymphoma with rituximab-CHOP, CNS prophylaxis, and contralateral testis irradiation: Final results of an international phase Ⅱ trial. J Clin Oncol, 2011, 29 (20): 2766-2772.

［5］ VITOLO U, SEYMOUR JF, MARTELLI M, et al. Extranodal diffuse large B-cell lymphoma (DLBCL) and primary mediastinal B-cell lymphoma: ESMO Clinical Practice Guidelines for diagnosis, treatment and follow-up. Ann Oncol, 2016, 27 (suppl 5): v91-v102.

［6］ OLLILA TA, OLSZEWSKI AJ. Radiation therapy in primary testicular lymphoma: Does practice match the standard of care ? . Leuk Lymphoma, 2019, 60 (2): 523-526.

［7］ BROUWER CL, WIESENDANGER EM, VAN DER HULST PC, et al. Scrotal irradiation in primary testicular lymphoma: Review of the literature and in silico planning comparative study. Int J Radiat Oncol Biol Phys, 2013, 85 (2): 298-308.

［8］ YAN Z, YAO S, WANG Y, et al. Primary testicular lymphoma with central nervous system relapse was successfully treated by a chemo-free regimen: A case report and literature review. Cancer Manag Res, 2021, 13: 9489-9500.

［9］ NAYAK L, IWAMOTO FM, LACASCE A, et al. PD-1 blockade with nivolumab in relapsed/refractory primary central nervous system and testicular lymphoma. Blood, 2017, 129 (23): 3071-3073.

［10］ PING N, QU C, BAI L, et al. Successful chimeric antigen receptor T cell therapy in a case of primary testicular diffuse large-B-cell lymphoma with central nervous system progression. Leuk Lymphoma, 2019, 60 (11): 2814-2816.

原发睾丸弥漫性大Ｂ细胞淋巴瘤

原发中枢神经系统淋巴瘤

1 治疗前评估

I 级推荐	II 级推荐	III 级推荐
病史和体格检查、体能状态	颅脑增强 CT [#]	
全血细胞计数、血生化（包括乳酸脱氢酶）	颅脑常规 MRI [#]	
感染指标（HBV/HCV/HIV/EBV）	颅脑 PET/CT [#]	躯干 PET/CT
颅脑增强 MRI	HBV-DNA [*]	颅脑 PET-MRI
腰椎穿刺（脑脊液常规、生化、细胞学检查、脑脊液流式细胞分析）		脑脊液基因重排 脑脊液炎症因子测定
颈、胸、腹、盆腔增强 CT	MMSE 量表	
眼科检查（包括裂隙灯）	骨髓穿刺 + 活检	
脊柱 MRI（若存在 CSF 异常或相关症状）	睾丸超声 [**]	

注：#. 当存在禁忌，无法行颅脑增强 MRI 时，可采用以上检查替代。

*. 当 HBsAg 阳性，必须测定 HBV-DNA 水平。

**. 60 岁以上患者，推荐常规检查；但当 PET/CT 阴性时，可不必重复睾丸超声。

原发中枢神经系统淋巴瘤

【注释】

原发中枢神经系统淋巴瘤（primary central nerves system lymphoma，PCNSL）是少见部位的非霍奇金淋巴瘤，好发于老年人，95%以上患者的病理类型为弥漫性大B细胞淋巴瘤。主要临床表现为颅内占位，引起头痛、运动障碍、神志异常等症状，少部分患者表现为脊髓及神经根病变。对于仅累及视网膜、玻璃体等眼部结构的类型，称为原发眼内淋巴瘤，也属于PCNSL。2016年修订第4版WHO造血淋巴组织肿瘤分类将原发性CNS弥漫性大B细胞淋巴瘤定义为弥漫性大B细胞淋巴瘤的一个独特亚型。2022年第5版WHO分类将无免疫缺陷背景、原发于CNS、眼玻璃体/视网膜以及睾丸部位的弥漫性大B细胞淋巴瘤统称为原发性免疫豁免部位的大B细胞淋巴瘤，此组肿瘤有着相似的发病机制和分子特征。PCNSL治疗前需要对患者进行全面评估。主要评估内容：①病史和体格检查，特别是神经系统查体，应关注是否存在实体脏器或造血干细胞移植病史。②体能状态，ECOG和/或KPS评分。③完善高级智能评估，如MMSE量表。④血常规检测，包括白细胞计数及分类、血小板计数、血红蛋白等。⑤血清生化检测，包括肝肾功能、电解质、LDH、免疫球蛋白。⑥颅脑增强MRI是目前PCNSL评价的金标准，并且病变位置与预后相关，应在治疗前尽量完善。无法使用造影剂患者，可用常规MRI替代。无法完成MRI患者，可使用颅脑增强CT或颅脑PET/CT代替。⑦腰椎穿刺，腰椎穿刺完善，评估脑脊液常规细胞计数，细胞分类及脑脊液蛋白、葡萄糖、流式细胞学分析测定，必要时完善脑脊液基因重排。⑧感染筛查：HBV、HCV、HIV、EBV检测。⑨眼科检查，15%~25%患者存在眼部受累，应完善包括裂隙灯在内的眼科检查。⑩全身增强CT或躯干PET/CT，排除系统性淋巴瘤累及中枢。特殊情况下，颅脑PET/CT可获得肿瘤的代谢活性数据，但对于PCNSL

患者的诊断及随访价值尚有待进一步明确，对于无法完成头部增强 MRI 患者或某些特殊临床情况，可选择颅脑 PET/CT 替代。对于 HBsAg 阳性患者，应完成 HBV-DNA 以判断病毒复制情况。

2　病理诊断

	I 级推荐	II 级推荐	III 级推荐
IHC	CD20、CD3、CD10、BCL2、BCL6、Ki-67、IRF4/MUM1、MYC、PD1、PDL1	Cyclin D1、CD5、P53	
流式细胞术		CD45、κ/λ、CD19、CD20、CD10、CD3、CD138	
遗传学与基因检测	EBER-ISH	*IG* 基因和 / 或 *TCR* 基因重排	采用 NGS 测定 *MYD88*、*CD79B*、*CDKN2A*、*PIM1* 等基因突变、*MYC*、*BCL2* 及 *BCL6* 重排检测

【注释】

PCNSL 依靠组织病理学和免疫组化分析明确诊断。CD20+、CD3– 是其典型免疫表型。立体定向导航脑组织穿刺活检是最为常用的诊断途径。对于仅脑膜受累或穿刺组织不足以明确诊断的患者，联合其他辅助检查技术，如脑脊液流式细胞术、PCR 技术扩增检测有无克隆性免疫球蛋白基因（*IG*）和 T 细胞受体（*TCR*）基因重排、炎症因子测定（白细胞介素 10 等）和基因突变检测等对淋巴瘤诊断有帮助。因糖皮质激素对 PCNSL 诊断影响大，若病情允许，在取得病理组织前应尽量避免使用糖皮质激素。

PCNSL 表达成熟 B 细胞的免疫标记，包括 PAX5，CD19、CD20、CD22、CD79a，sIgM/IgD 等，具有轻链限制性表达的特点。BCL2、BCL6 和 IRF4/MUM1 表达阳性率高。CD10 多数情况下是阴性的，若患者 CD10 阳性，应重点排查系统性淋巴瘤累及中枢。

PCNSL 存在多种遗传学异常，比如 *9p24.1* 拷贝数异常 / 易位、*BCL6* 易位、*6p21* 缺失等，但 *MYC* 及 *BCL2* 易位很少见；近期发现了多种基因突变，常见包括：*MYD88*、*CD79B*、*CDKN2A*、*PIM1* 等，其中 *MYD88*L265P 是常见的突变位点。尚未有明确研究显示这些突变可提供预后相关的信息。

3 分期

传统意义上的 Ann Arbor 分期不适用于 PCNSL 患者，目前尚无针对 PCNSL 的分期系统。

4 治疗

4.1 初治患者

分层 1	治疗阶段	I 级推荐	II 级推荐	III 级推荐
身体一般状况良好，能够耐受全身治疗	诱导缓解	含大剂量甲氨蝶呤的全身化疗（1A 类）*	对于存在脊髓病变或脑脊液阳性发现的患者，可在系统治疗基础上联合鞘内注射**（2A 类） 参加临床研究（2A 类）	大剂量甲氨蝶呤联合靶向药物（3 类）
	巩固治疗	获得缓解患者： • 含塞替派预处理方案，自体造血干细胞移植（2A 类） • 全颅脑放疗***（2A 类）	获得缓解患者： • 大剂量阿糖胞苷 ± 依托泊苷，序贯自体造血干细胞移植（2B 类）	

分层 1	治疗阶段	Ⅰ级推荐	Ⅱ级推荐	Ⅲ级推荐
身体一般状况良好，能够耐受全身治疗	维持治疗			低剂量来那度胺（3 类） 替莫唑胺（2B 类） BTK 抑制剂（3 类）
身体状况差，无法耐受全身化疗	诱导缓解	全颅脑放疗（2A 类）	参加临床研究（2A 类）	
	维持治疗			来那度胺，替莫唑胺（2B 类） BTK 抑制剂（3 类）

注：*. 大剂量甲氨蝶呤输注时间应在 4~6 小时。甲氨蝶呤的剂量调整、解救方案，请参阅《大剂量甲氨蝶呤 - 亚叶酸钙解救疗法治疗恶性肿瘤指南》（CSCO 2019）。

**. 鞘内注射药物包括甲氨蝶呤、阿糖胞苷、地塞米松。

***. 考虑到放疗的远期神经毒性，经过初始诱导获得完全缓解的 60 岁以上患者，后续巩固治疗选择全脑放疗应谨慎。

原发中枢神经系统淋巴瘤

【注释】

大剂量甲氨蝶呤 ± 利妥昔单抗方案

甲氨蝶呤 $5.0~8.0g/m^2$，d1 持续静脉滴注 4 小时

利妥昔单抗 $375mg/m^2$，d0

每 14 天重复。

MA ± R

甲氨蝶呤 $3.5g/m^2$，d1

阿糖胞苷 $2.0g/m^2$，q.12h. d2，d3

利妥昔单抗 $375mg/m^2$，d0

每 21 天重复。

MATRix 方案[2]

R-MA 基础上增加塞替派 $30mg/m^2$，d4

每 21 天重复。

R-MPV 方案[3]

利妥昔单抗 $500mg/m^2$，d1

甲氨蝶呤 $3.5g/m^2$，d2

长春新碱 $1.4mg/m^2$，d2

丙卡巴肼 $100mg/m^2$，d2~8，奇数疗程给药

每 14 天重复。

MT ± R 方案

甲氨蝶呤 3.5g/m², d1

替莫唑胺 150mg/m², d1~5

利妥昔单抗 375mg/m², d0

每 21 天重复。

EA 方案

依托泊苷 40mg/kg 连续输注, q.6h.

阿糖胞苷 2.0g/m² q12h, 输注长于 2 小时, d1~4

序贯自体造血干细胞支持

每 28 天重复。

含塞替派的预处理方案

BCNU+TT 方案：卡莫司汀 400mg/m², d6；塞替派 5mg/kg, q.12h., d5、d4

TBC 方案：塞替派 250mg/m², d9、d8、d7；白消安 3.2mg/kg, d6、d5、d4；环磷酰胺, 60mg/kg

d3、d2

维持治疗方案

替莫唑胺 150mg/m², d1~5, 每 28 天重复或来那度胺 5~10mg, d1~14

每 21 天重复。

4.2 复发/难治患者

分层 1	分层 2	Ⅰ级推荐	Ⅱ级推荐	Ⅲ级推荐
既往接受全颅脑放疗		临床试验（2A 类） 全身化疗 ± 自体造血干细胞移植（2B 类） 姑息治疗（2A 类）	BTK 抑制剂 ± 化疗（2B 类） 来那度胺 ± 化疗（2B 类）	PD-1/PD-L1 单抗（3 类）
既往接受大剂量甲氨蝶呤全身化疗，无放疗史	缓解时间 ≥ 12 个月	临床试验（2A 类） 其他方案化疗 ± 自体造血干细胞移植（2B 类） 姑息治疗（2A 类）	BTK 抑制剂 ± 化疗（2B 类） 重复大剂量 MTX 方案化疗（2B 类） 全脑放疗（2A 类） 来那度胺 ± 化疗（2B 类）	PD-1/PD-L1 单抗（3 类）
	缓解时间 < 12 个月	临床试验（2A 类） 全颅脑或局部放疗 ± 其他方案化疗（2B 类） 其他方案化疗 ± 自体造血干细胞移植（2B 类） 姑息治疗（2A 类）	BTK 抑制剂 ± 化疗（2B 类） 来那度胺 ± 化疗（2B 类）	PD-1/PD-L1 单抗（3 类）

原发中枢神经系统淋巴瘤

【注释】

来那度胺 + 利妥昔单抗方案

利妥昔单抗 $375mg/m^2$，d1

来那度胺第 1 周期 20mg，d1~21，后续 25mg，d1~21

每 28 天重复。

BTK 抑制剂

伊布替尼 560mg，口服，每日一次

泽布替尼 160mg，口服，每日两次

奥布替尼 150mg，口服，每日一次

TEDDi-R 方案[4]

替莫唑胺 $100mg/m^2$，d2~4

依托泊苷 $50mg/m^2$，d2~5

脂质体多柔比星 $50mg/m^2$，d2

地塞米松 $10mg/m^2$，d1~5

伊布替尼 560mg/d

利妥昔单抗 $375mg/m^2$，d1~2

每 21 天为 1 个疗程。

阿糖胞苷 + 依托泊苷

阿糖胞苷 2g/（m^2·d），3 小时输注，d2~5；阿糖胞苷 50mg/m^2，12 小时输注，d1~5

依托泊苷 200mg/m^2，2 小时输注，d2~5

每 28 天重复。

阿糖胞苷 + 塞替派

阿糖胞苷 3g/m^2，d1~2

塞替派 40mg/m^2，d2

每 21 天重复。

替莫唑胺：150~200mg/m^2，d1~5，每 28 天为 1 个疗程。

PCNSL 一经诊断应尽快治疗。糖皮质激素可以迅速缓解症状，减轻水肿，但会影响诊断效率。手术切除病灶会延误化疗时机并且引起手术相关并发症，手术切除病灶不作为常规推荐，立体定向活检是最为常用的诊断方法[5]。

在历史上，全颅脑放疗曾是 PCNSL 的标准疗法，总反应率达 80% 以上；但多数患者复发迅速，总生存期仅为 12~17 个月。目前 WBRT 已不再作为一线治疗选择。对于无法耐受全身化疗的患者，可通过全颅脑放疗控制疾病，推荐放疗剂量为 45Gy。诱导化疗后眼部病变无缓解的患者可进行球内注射或眼受累野放疗。

因本病的罕见性，高质量的研究相对缺乏。大剂量甲氨蝶呤（3.5g/m^2 及以上）可以有效通过血脑屏障，是治疗 PCNSL 最为有效的药物。肾功能不全严重影响甲氨蝶呤排泄，在肾功能不全患者，应谨慎使用或适当下调剂量。含有大剂量甲氨蝶呤的联合化疗方案是目前 PCNSL 治疗的一线选择，可以联合的药物包括利妥昔单抗、阿糖胞苷、丙卡巴肼、替莫唑胺、长春新碱、来那度胺、伊布替尼、培美曲塞等。相比大剂量甲氨蝶呤单药，联合用药的缓解率、无进展生存、总生存等均有提高，但增加了血液学毒性。IELSG20 研究显示阿糖胞苷联合甲氨蝶呤（MA）方案优于单药甲氨蝶呤（总反应率 69% vs. 40%，3 年无复发生存 38% vs. 21%）；随后的 IELSG32 研究进一步证实，MATRix（甲氨蝶呤、阿糖胞苷、塞替派、利妥昔单抗）方案较 MA 方案进一步提高疗效。因含有阿糖胞苷方案的血液学毒性大，甲氨蝶呤联合甲基苄肼或替莫唑胺组合在老年患者应用广泛。研究显示 MVP（甲氨蝶呤、长春新碱、甲基苄肼）方案或 MT（甲氨蝶呤、替莫唑胺）方案在老年患者中耐受良好，诱导完全缓解率分别为 82% 和 71%。虽然多数回顾性研究提示加入利妥昔单抗可改善预后，但两项随机对照研究并没有发现添加利妥昔单抗的获益[6-7]。大剂量 MTX 联合来那度胺、伊布替尼等新药的 Ⅱ 期临床研究也显出较高的疾病缓解率。

诱导化疗后获得 CR 或 CRu 的患者，可通过自体造血干细胞移植、全颅脑放疗等方式进行巩固治疗。因血脑屏障的存在，BEAM（白消安、依托泊苷、阿糖胞苷、美法仑）等自体造血干细胞移植的传统预处理方案对 PCNSL 疾病控制并不满意，含有塞替派的预处理方案已经成为 PCNSL 自体移植标准方案。2021 年一项大型回顾性研究显示，诱导获得缓解的患者，序贯含有塞替派预处理方案的自体造血干细胞移植，如塞替派 + 卡莫司汀（TT+BCNU）、塞替派 + 白消安 + 环磷酰胺（TBC）等，3 年 PFS 优于 BEAM 方案。Alliance 50202 研究在利妥昔单抗 + 甲氨蝶呤 + 替莫唑胺诱导缓解后，序贯大剂量阿糖胞苷 + 依托泊苷联合自体造血干细胞支持，耐受良好，4 年总生存率为 65%，也可作为巩固治疗的选择。诱导缓解后 WBRT 作为巩固治疗曾广泛应用，中位生存期延长到 37 个月至

7 年。两项随机对照研究（IELSG32 研究和 ANOCEF-GOELAMS 研究）比较了大剂量 MTX 治疗达到缓解的患者，后续进行 IELSG 全颅脑放疗与自体造血干细胞移植巩固的疗效差别；结果显示，两种疗法均可取得很好的疾病控制，ANOCEF-GOELAMS 研究显示出 ASCT 在无疾病进展方面具有一定优势，而 IELSG32 研究发现全脑放疗的远期神经毒性更为明显[2, 8]。减低剂量的全脑放疗（45Gy 减量至 23.4Gy）可减少神经毒性发生。因放疗远期神经毒性与年龄正相关，对于诱导治疗后获得完全缓解的>60 岁患者，在选择 WBRT 作为巩固治疗时，应充分权衡利弊。对于某些老年患者或无法进行造血干细胞移植患者，采用替莫唑胺或来那度胺维持，也可以延长无进展生存期。限于原发眼内淋巴瘤的罕见性，治疗方面缺少共识，局部治疗（眼内注射甲氨蝶呤、眼部放疗）以及全身治疗（大剂量甲氨蝶呤为基础的化疗）均有应用。但近期的研究倾向于全身强化治疗策略。复发／难治 PCNSL 患者可根据初始治疗方案及复发时间决定后续治疗选择，但尚无最佳方案推荐。一线使用甲氨蝶呤方案，且疗效维持 1 年以上，可再次使用大剂量甲氨蝶呤；若为早期复发，应转换为全颅脑放疗或其他二线方案。如能获得缓解，自体造血干细胞移植亦可作为巩固治疗。免疫治疗、信号通路阻断等多种疗法用于复发／难治性 PCNSL 挽救治疗。近年多项研究发现 MYD88 等突变在 PCNSL 以较高频率存在，Bruton 激酶（BTK）抑制剂显示出对复发／难治性 PCNSL 较好的疗效。伊布替尼单药在复发／难治性 PCNSL 患者中总反应率为 50%~60%。另外一种 BTK 抑制剂 Tirabrutinib 已经在日本获批用于复发／难治性 PCNSL 的治疗。我国两种原研 BTK 抑制剂——泽布替尼、奥布替尼显示出良好的血脑屏障透过作用（游离药物的血脑屏障透过率分别为 42.7% 和 32.3%），并显示出一定疗效。同时，基于 BTK 抑制剂的联合化疗方案也逐渐涌现。2017 年 Lionakis 等[4]报道，TEDDi-R 方案完全缓解率高达 93%，但继发真菌感染风险高。来那度胺、泊马度胺等免疫调节剂显示出抗肿瘤效果。

2019 年来自法国的多中心临床研究显示，来那度胺联合利妥昔单抗在复发 / 难治性 PCNSL 患者的总反应率为 36.5%[9]。亦有小宗个案报道展示了嵌合抗原 T 细胞治疗（CAR-T）、免疫检查点抑制剂—PD-1 单抗在复发 / 难治性 PCNSL 患者的疗效。需要强调，各种新兴疗法的整体生存并不满意，多数中位 PFS 未超过 1 年，同时并没有一种方案被证实优于其他方案。

5 预后评估

目前主要采用国际结外淋巴瘤工作组（IELSG）和 MSKCC 推荐的预后评分进行综合预后评估。
IELSG 预后指数

危险因素	得分	积分	危险分层
年龄大于 60 岁	1	0~1	低危
LDH 升高	1	2~3	中危
ECOG ≥ 2	1	4~5	高危
脑脊液蛋白升高	1		
颅内深部病变 *	1		

注：*.深部病变：侧脑室旁、基底核、脑干、小脑等。

Memorial Sloan-Kettering Cancer Center 预后模型

危险因素	危险分层
年龄 ≤ 50 岁	低危
年龄 > 50 岁 + KPS ≥ 70	中危
年龄 > 50 岁 + KPS < 70	高危

参考文献

[1] CHAPUY B, ROEMER MGM, STEWART C, et al. Targetable genetic features of primary testicular and primary central nervous system lymphomas. Blood, 2016, 127 (7): 869-881.

[2] FERRERI AJM, CWYNARSKI K, PULCZYNSKI E, et al. Whole-brain radiotherapy or autologous stem-cell transplantation as consolidation strategies after high-dose methotrexate-based chemoimmunotherapy in patients with primary CNS lymphoma: Results of the second randomisation of the International Extranodal L. Lancet Haematol, 2017, 4 (11): e510-e523.

[3] MORRIS PG, CORREA DD, YAHALOM J, et al. Rituximab, methotrexate, procarbazine, and vincristine followed by consolidation reduced-dose whole-brain radiotherapy and cytarabine in newly diagnosed primary CNS lymphoma: Final results and long-term outcome. J Clin Oncol, 2013, 31 (31): 3971-3979.

[4] LIONAKIS MS, DUNLEAVY K, ROSCHEWSKI M, et al. Inhibition of B cell receptor signaling by ibrutinib in pri-

mary CNS lymphoma. Cancer Cell, 2017, 31 (6): 833-843. e5.

［5］LABAK CM, HOLDHOFF M, BETTEGOWDA C, et al. Surgical resection for primary central nervous system lymphoma: a systematic review. World Neurosurg, 2019, 126: e1436-e1448.

［6］FERRERI AJM, CWYNARSKI K, PULCZYNSKI E, et al. Chemoimmunotherapy with methotrexate, cytarabine, thiotepa, and rituximab (MATRix regimen) in patients with primary CNS lymphoma: Results of the first randomisation of the International Extranodal Lymphoma Study Group-32 (IELSG32) phase 2 trial. Lancet Haematol, 2016, 3 (5): e217-e227.

［7］BROMBERG JEC, ISSA S, BAKUNINA K, et al. Rituximab in patients with primary CNS lymphoma (HOVON 105/ALLG NHL 24): A randomised, open-label, phase 3 intergroup study. Lancet Oncol, 2019, 20 (2): 216-228.

［8］HOUILLIER C, TAILLANDIER L, DUREAU S, et al. Radiotherapy or autologous stem-cell transplantation for primary CNS lymphoma in patients 60 years of age and younger: Results of the intergroup ANOCEF-GOELAMS randomized phase Ⅱ PRECIS study. J Clin Oncol, 2019, 37 (10): 823-833.

［9］GHESQUIERES H, CHEVRIER M, LAADHARI M, et al. Lenalidomide in combination with intravenous rituximab (REVRI) in relapsed/refractory primary CNS lymphoma or primary intraocular lymphoma: A multicenter prospective "proof of concept" phase Ⅱ study of the French Oculo-Cerebral lymphoma (LOC) Network and. Ann Oncol, 2019, 30 (4): 621-628.

原发中枢神经系统淋巴瘤

滤泡性淋巴瘤

1 治疗前评估

	I 级推荐	II 级推荐	III 级推荐
常规检查	体格检查：浅表淋巴结、韦氏环、肝、脾等 体能状态评分 B 症状		
实验室检查	全血细胞计数 LDH 肝肾功能 HBV 检测（表面抗原、核心抗体、e 抗原和 HBV DNA）	β_2 微球蛋白（β_2-MG）针对 FLIPI 2 预后评分是必需的 尿酸 血清蛋白电泳和 / 或免疫球蛋白定量 HCV 检测	
影像学检查	颈部、胸部、腹部、盆腔增强 CT ^{18}F-FDG PET/CT	颈部、胸部、腹部、盆腔平扫 CT（造影剂过敏患者） 超声心动图或 MUGA 扫描（蒽环类或蒽醌类药物治疗相关心脏毒性）	浅表淋巴结和腹部盆腔超声
骨髓检查	骨髓穿刺和活检（骨髓活检样本至少应在 1.6cm 以上）		

滤泡性淋巴瘤

【注释】

（1）颈、胸、腹、盆腔增强 CT 是目前的标准影像学检查，用以评估初始病变状态、监测治疗期间疾病缓解程度和评估疗效[1]。

（2）^{18}F-FDG PET/CT 可使疾病分期更准确，从而使治疗计划更有针对性，而且基线总代谢体积可能与预后有比较密切的关系，因此不论 FL 病理级别，^{18}F-FDG PET/CT 检查均为 I 级推荐。

2 病理诊断

	I 级推荐	II 级推荐	III 级推荐
获取组织的方式	可疑淋巴结（或结外病灶）切除或切取活检，腔道器官的肿瘤可经内镜活检[a]	空芯针穿刺活检	
IHC	CD20、CD3、CD5、CD10、CD21、MYC、BCL2、BCL6、CD23、Ki-67	MUM1[b]、Cyclin D1、LMO2	
流式细胞		CD45、κ/λ、CD19、CD20、CD5、CD23、CD10	
遗传学和基因检测		*IG* 基因重排；t（14；18）[c]；*BCL2*、*BCL6* 重排[d] 和 *IRF4/MUM1* 重排[b]、1p36 异常[e]、*MYC* 重排、*STAT6* 突变	

【注释】

a 滤泡性淋巴瘤（follicular lymphoma，FL）是起源于滤泡生发中心 B 细胞的一种淋巴瘤。依靠组织病理学和免疫组化分析明确诊断。CD20$^+$、CD3$^-$、CD10+、BCL-6$^+$、BCL-2$^+$ 是 FL 的典型免疫表型。病理诊断应行淋巴结（肿物）切除或切取活检，较深部位（例如：腹膜后、纵隔）病灶亦可考虑在超声 /CT 引导下空芯针穿刺活检，细针吸取活检不能作为诊断依据。如所取材料不能明确诊断，建议重新活检。联合其他辅助检查技术［免疫组化、流式细胞术、PCR 技术扩增克隆性免疫球蛋白（*IG*）和 T 细胞受体（*TCR*）基因重排、FISH 检测等］对淋巴瘤进行诊断。

b 伴有 *IRF4/MUM1* 重排的大 B 细胞淋巴瘤，好发于咽淋巴环和 / 或颈部淋巴结，临床多为早期，形态学类似于 FL3b 或 DLBCL，*BCL2* 重排阴性，局部侵袭但疗效好[1]。

c FL 最常见遗传学异常为 t（14；18），累及 *BCL2* 基因和 *IgH* 基因，发生率为 70%~95%，可以用 FISH 方法检测。

d 如果年轻患者且为局灶性病变，并且无 *BCL2* 的表达或者无 t（14；18），则有必要鉴别儿童型 FL（PTFL）[1]，通常有特征性形态，Ki-67 较高，几乎所有 PTFL 病例呈局限型，多为男性，除了手术切除外不需要治疗，如不能手术切除，则受累部位放疗（ISRT）或 R-CHOP 方案化疗。

e 弥漫性 FL 特殊亚型：常伴 1p36 缺失和 *STAT6* 突变，低级别，多发于腹股沟，大的局限性肿块，预后较好。

组织病理分级

分级	定义
1~2 级（低级别）	0~15 个中心母细胞 / 高倍视野 [a]
1 级	0~5 个中心母细胞 / 高倍视野
2 级	6~15 个中心母细胞 / 高倍视野
3 级	>15 个中心母细胞 / 高倍视野
3a	仍存在中心细胞
3b	中心母细胞成片浸润，无中心细胞
滤泡和弥漫的比例	滤泡的比例
滤泡为主型	>75%
滤泡 - 弥漫型	25%~75%
局部滤泡型	<25%
弥漫为主型	0

【注释】

a 分级使用 18mm 目镜计数。

FL 是起源于滤泡中心 B 细胞（中心细胞及中心母细胞）的一种淋巴瘤，形态学上至少有部分滤泡存在。根据中心母细胞数量将其分为 3 个组织学级别：FL1、FL2 和 FL3（又进一步分为 3a 和 3b）。由于 FL1 和 FL2 的临床均为惰性，在临床表现、治疗和预后上没有差别，故认为可将两者合并在一起。建议在病理报告中应注明滤泡区和弥漫区的所占的比例。

3 分期

参照 2014 年 Lugano 分期标准，见附录 1。

4 治疗

4.1 FL1~3a 级一线治疗基本原则

分期	分层	I 级推荐	II 级推荐	III 级推荐
I / II 期	I 期 / 局限侵犯的 II 期	受累部位放疗 ISRT（2A 类）	观察（2A 类） ISRT + 利妥昔单抗或奥妥珠单抗 ± 化疗（2A 类） 利妥昔单抗或奥妥珠单抗 ± 化疗 + ISRT（腹腔大包块或者肠系膜病变的 I 期患者）（2A 类）	
	非局限的 II 期	利妥昔单抗或奥妥珠单抗 ± 化疗 + ISRT（2A 类）	观察（2A 类）	
III / IV 期	无治疗指征	等待观察（1A 类）	临床试验（2A 类）	
	有治疗指征	化疗 ± 利妥昔单抗或奥妥珠单抗（2A 类）	临床试验（2A 类） 局部放疗（缓解局部症状）（2A 类）	

【注释】

FL1~2 级为惰性淋巴瘤，病程进展缓慢，但是除极少数病灶非常局限的患者经放疗 ± 化疗有望得到治愈外，绝大部分患者不能治愈，因此治疗原则因临床分期不同而定。FL3b 级（ICC）/ 滤泡性大 B 细胞淋巴瘤（FLBCL WHO）按照 DLBCL 进行治疗。而 FL3a 级是按照滤泡性淋巴瘤还是按照弥漫性大 B 细胞淋巴瘤进行治疗，目前还存在争议。本指南推荐 FL1~3a 级按照滤泡性淋巴瘤进行治疗。

FL1~3a 级的基本治疗原则：

Ⅰ～Ⅱ期：以积极治疗为主，患者有望得到长期疾病控制。放疗是早期患者的标准治疗。Ⅰ期或者病灶局限的Ⅱ期患者，可选择单纯受累部位放射治疗，首程放疗疗效优于首程治疗为全身治疗[2]。放疗基础上加入全身治疗，能够提高无失败和无进展生存，但不能提高总生存。推荐放疗采用受累部位照射，剂量为 24~30Gy。当化疗或者受累部位局部放疗的毒性超过可能的临床获益时，观察也是合适的选择。早期年轻患者应考虑放疗 ± 化疗，不适于观察。病灶较广泛的Ⅱ期，则利妥昔单抗或奥妥珠单抗 ± 化疗 + ISRT 是常用的治疗模式。

Ⅲ～Ⅳ期：属不可治愈性疾病，由于病变进展缓慢，因此无治疗指征者（无症状和低肿瘤负荷）可观察等待；有治疗指征者可选择治疗，如化疗 / 免疫治疗（单药或联合治疗）/ 参加临床试验 / 局部放疗（缓解局部症状）。治疗指征：①有适合的临床试验；②有任何不适症状，影响正常工作和生活；③终末器官功能受损；④淋巴瘤侵及骨髓继发的血细胞减少症；⑤巨块型病变（参照 GELF 标准）；⑥病情持续或快速进展。GELF 高瘤负荷标准（符合其中一项即可视为肿瘤负荷较高，该标准在较大程度上与治疗指征一致），见预后评估部分。解除局部症状可采用姑息放疗，推荐剂量 4~24Gy。

滤泡性淋巴瘤

4.2 FL1~3a 级一线免疫化疗方案

分层	Ⅰ级推荐	Ⅱ级推荐	Ⅲ级推荐
一线治疗	R/ 奥妥珠单抗[a]-CHOP（1 类） R/ 奥妥珠单抗[a]-CVP（1 类） 苯达莫司汀 + 利妥昔单抗 / 奥妥珠单抗[a]（1 类） 来那度胺+利妥昔单抗（2A 类）	利妥昔单抗[b] （低肿瘤负荷）（2A 类）	来那度胺 + 奥妥珠单抗 （2B 类）
老年或体弱患者的一线治疗	利妥昔单抗[b]（优选）（2A 类） 来那度胺+利妥昔单抗（2A 类）	烷化剂单药[c] ± 利妥昔单抗（2A 类）	
一线维持或巩固治疗	利妥昔单抗[d]（1 类） （初诊时表现为高肿瘤负荷） 奥妥珠单抗[e]（1 类）	利妥昔单抗[f]（2A 类）	

【注释】

a 奥妥珠单抗的推荐剂量为静脉给予 1 000mg/ 次，第 1 周期的第 1、8 和 15 天给药，第 2~6 或 2~ 8 个周期每周期的第 1 天给药：6 个周期，每个周期 28 天，与苯达莫司汀联合给药；6 个周期，每个周期 21 天，与 CHOP 联合给药，然后增加 2 个周期的奥妥珠单抗单药治疗；8 个周期，每个周期 21 天，与 CVP 联合给药。

b 利妥昔单抗（375mg/m² ，每周 1 次，连用 4 次，低肿瘤负荷）。

c 烷化剂单药：苯丁酸氮芥 6mg/m² 或环磷酰胺 100mg/m²。

d 利妥昔单抗：375mg/m²，每 8~12 周 1 次，持续 2 年维持治疗。

e 经过最初 6 或 8 个周期奥妥珠单抗与化疗的联合治疗，达到完全或部分缓解的患者应继续接受奥妥珠单抗（1 000mg）单药维持治疗，每 2~3 个月 1 次，直至疾病进展或最长达 2 年。单药维持治疗在诱导治疗期最后一次奥妥珠单抗给药后大约 2 个月开始。

f 如果初始治疗为单药利妥昔单抗，则予利妥昔单抗 375mg/m²，每 8 周 1 次，使用 4 次巩固治疗。

滤泡性淋巴瘤

R-CHOP 方案

利妥昔单抗 375mg/m^2，d0

环磷酰胺 750mg/m^2，d1

多柔比星 50mg/m^2，d1

长春新碱 1.4mg/m^2，d1（最大剂量 2mg）

泼尼松 100mg，d1~5

每 21 天重复。

R-CVP 方案

利妥昔单抗 375mg/m^2，d0

环磷酰胺 750mg/m^2，d1

长春新碱 1.4mg/m^2，d1（最大剂量 2mg）

泼尼松 40mg/m^2，d1~5

每 21 天重复。

苯达莫司汀 + 利妥昔单抗方案

利妥昔单抗 375mg/m^2，d0

苯达莫司汀 90mg/m^2，d1~2

每 28 天重复。

滤泡性淋巴瘤

来那度胺 + 利妥昔单抗方案

利妥昔单抗 375mg/m², d1，每 28 天重复

来那度胺 20mg，d1~21，每 28 天重复。

免疫化疗是目前国内外最常选择的治疗模式，利妥昔单抗联合化疗已经成为国内外初治 FL 的首选标准方案。无论是 CHOP 还是 CVP 联合利妥昔单抗，均明显改善了患者的近期和远期疗效包括总生存[3]。因此对于体质好，相对年轻患者建议常规剂量联合化疗加利妥昔单抗。研究发现苯达莫司汀联合利妥昔单抗（BR）较 RCHOP，延长了 PFS，而中性粒细胞减少及脱发等副作用更小[4]。来那度胺 + 利妥昔单抗联合方案高效低毒，疗效与免疫化疗类似，也是 FL 的治疗选择之一[5]。奥妥珠单抗是一种糖基化新型 CD20 单抗，在初治 FL 患者中，奥妥珠单抗联合化疗与利妥昔单抗联合化疗相比，延长了 PFS，而 3~5 级不良事件也增多[6]。由于 FL 难以治愈，因此初诊时表现为高肿瘤负荷或 FLIPI 中高危的患者，接受 R-CHOP 或 R-CVP 等免疫化疗后可选择利妥昔单抗维持治疗：375mg/m²，每 8~12 周 1 次，持续 2 年，以延长缓解期[7]。而初始治疗为单药利妥昔单抗（375mg/m²，每周 1 次，连用 4 次），再接受利妥昔单抗每 8 周 1 次，共 4 次巩固治疗，可以明显延长 PFS 和反应持续时间。由于 FL 属于不可治愈性疾病，绝大多数将多次复发进展，因此任何治疗方案的选择均应以保护患者骨髓功能、保障后续治疗的长期可行作为前提，尽量避免应用对骨髓造血干细胞造成损伤的药物。

4.3 复发 / 难治 FL（FL1~3a 级）的治疗

	I 级推荐	II 级推荐	III 级推荐
二线、三线或后续治疗	R/ 奥妥珠单抗 -CHOP（2A 类） R/ 奥妥珠单抗 -CVP（2A 类） 苯达莫司汀 + 利妥昔单抗 / 奥妥珠单抗 （既往使用过苯达莫司汀患者不推荐再 使用）（2A 类） 来那度胺 + 利妥昔单抗（2A 类） 参照弥漫性大 B 细胞淋巴瘤的二线治 疗方案（2A 类） 临床试验（2A 类）	Copanlisib [a*]（2A 类） 利妥昔单抗（2A 类） 来那度胺（2A 类） 来那度胺 + 奥妥珠单抗（2A 类） 奥妥珠单抗（2A 类） 林普利塞 [b]（2A 类） 度维利塞 [c]（2A 类） 瑞基奥仑赛 [d]（2A 类）	他泽司他 [e*] （3 类）
老年或体弱患者的二线治疗	利妥昔单抗（优选）（2A 类）	烷化剂单药 ± 利妥昔单抗（2A 类）	
二线巩固和维持治疗	利妥昔单抗 [f]（1 类） 奥妥珠单抗 [g]（2A 类）	自体造血干细胞移植 [h]（2A 类）	

注：*. 该药在国外已批准上市，国内尚未批准上市
a~e 一般为三线或后续用药

【注释】

a Copanlisib[8]能抑制 PI3K-α 和 PI3K-δ 两种激酶亚型，接受过二线治疗的复发或难治患者中可选用。

b 林普利塞是选择性 PI3Kδ 抑制剂，推荐给药剂量为 80mg/ 次，每日服药 1 次，每 28 天为一个治疗周期，直至疾病进展或出现不可耐受的毒性。

c 度维利塞是 PI3K-δ 和 PI3K-γ 双重抑制剂，25mg/ 次，每日两次口服，每 28 天为一个治疗周期。

d 嵌合抗原受体（CAR）-T 细胞（瑞基奥仑赛）适用于经过二线或以上系统性治疗的难治性或 24 个月内复发的滤泡性淋巴瘤。

e Tazemetostat（EZH2 抑制剂）针对 *EZH2* 突变阳性，或 *EZH2* 野生型或未知的复发 / 难治性疾病，患者没有其他令人满意的替代治疗方案。

f 利妥昔单抗[9]375mg/m²，每 12 周 1 次，持续 2 年维持治疗。

g 奥妥珠单抗（1 000mg）维持治疗，每 2~3 个月 1 次，直至疾病进展或最长达 2 年。

h 自体造血干细胞移植（ASCT）：首次复发后再次缓解的患者，酌情考虑，不作常规推荐；≥2 次复发且复发间隔时间短者或高滤泡性淋巴瘤国际预后指数（FLIPI）的患者考虑；异基因造血干细胞移植主要限于自体造血干细胞移植后复发，但是目前倾向认为异基因造血干细胞移植是唯一有望治愈滤泡性淋巴瘤的方法。

复发、难治性 FL 患者的标准治疗目前尚未完全统一，挽救治疗方案的选择取决于既往方案的疗效、缓解时间、患者年龄、身体状态、复发时的病理类型及治疗目标。对于一线治疗后长期缓解且无转化的复发患者，可重新使用原方案（但要注意蒽环类药物的剂量限制性毒性）或选用其他一线方案。对于早期（<12 个月）复发的患者，可选用非交叉耐药的方案治疗，还可选择弥漫性大 B 细胞淋巴瘤的二线治疗方案，也可以考虑新药临床试验。在利妥昔单抗难治的 FL 患者中，奥妥珠单抗联合苯达莫司汀之后奥妥珠单抗维持治疗与苯达莫司汀单药相比，延长了 PFS[10]，因此，奥妥珠单抗联合化疗也是治疗选择。部分年轻高危多次复发后化疗仍然敏感者，可酌情选用 ASCT。复发、难治患者在诱导化疗结束，获得 CR 或部分缓解（PR）后，建议每 3 个月采用利妥昔单抗单药维持治疗 1 次，共计 2 年时间，能够显著改善 PFS[9]。林普利塞和度维利塞是 PI3K 抑制剂，均适用于既往接受过至少两种系统性治疗的复发或难治滤泡性淋巴瘤患者，均获得了不错的疗效。在接受林普利塞或度维利塞治疗期间和治疗结束后，应预防肺孢子菌肺炎（PJP），直至 CD4+ T 淋巴细胞绝对计数大于 200 个细胞 /μl。瑞基奥仑赛适用于经过二线或以上系统性治疗的难治性或 24 个月内复发的滤泡性淋巴瘤。

　　FL 有转化倾向，怀疑有转化的患者应重新活检。对于 FL 转化为 DLBCL 患者，如果既往只接受过单纯 ISRT 或温和化疗（单药治疗 1 个疗程）或未接受过化疗的患者，可选择含蒽环类或蒽醌类药物为基础的联合化疗（参照 DLBCL 一线治疗方案）+ 利妥昔单抗 ± ISRT［局部病变、大肿块和 / 或局限性骨病］。如果患者既往已接受多种（≥ 2 种）免疫化疗方案反复强烈治疗，则考虑临床试验 / 免疫化疗（参照 DLBCL 二线治疗方案）± ISRT/ISRT/ 最佳支持治疗。这部分患者预后很差，如果化疗敏感，再次缓解后应积极考虑给予造血干细胞移植，特别是 ASCT，部分患者可选择嵌合抗原受体（CAR）-T 细胞（如阿基仑赛、瑞基奥仑赛等）治疗，少数高选择的患者可尝试异基因造血干细胞移植（allo-HSCT）。

5 预后评估

5.1 GELF 高瘤负荷标准

受累淋巴结区 ≥ 3 个，直径 ≥ 3cm

任何淋巴结或者结外瘤块直径 ≥ 7cm

B 症状

脾大

胸腔积液、腹水

白细胞计数 < 1.0×10^9/L 和 / 或血小板计数 < 100×10^9/L

白血病（恶性细胞计数 > 5.0×10^9/L）

5.2 滤泡性淋巴瘤国际预后指数（FLIPI）

项目	0 分	1 分
年龄	<60 岁	≥60 岁
LDH	正常	高于正常
Ann Arbor 分期	Ⅰ~Ⅱ期	Ⅲ~Ⅳ期
血红蛋白水平	≥120g/L	<120g/L
淋巴结区	<5 处	≥5 处

5.3 滤泡性淋巴瘤国际预后指数 2（FLIPI-2）

项目	0 分	1 分
年龄	<60 岁	≥60 岁
血红蛋白水平	≥120g/L	<120g/L
β_2 微球蛋白	正常	高于正常
骨髓侵犯	无	有
最大淋巴结的最大直径	<6cm	>6cm

滤泡性淋巴瘤

【注释】

FLIPI 是利妥昔单抗前时代的预后指数，是回顾性研究得出的结论。FLIPI-2 是利妥昔单抗时代的预后指数，系前瞻性研究获得，但是由于使用时间短、病例数少，还需要进一步临床验证。通常 FLIPI 用于判断 OS 更佳，而 FLIPI-2 更适用于 PFS 分析。

参考文献

［1］ZHA J, FAN L, YI S,et al. Clinical features and outcomes of 1845 patients with follicular lymphoma: A real-world multicenter experience in China. J Hematol Oncol, 2021, 14: 131.

［2］VARGO JA, GILL BS, BALASUBRAMANI GK, et al. What is the optimal management of earlystage low-grade follicular lymphoma in the modern era？. Cancer, 2015, 121: 3325-3334.

［3］HIDDEMANN W, KNEBA M, DREYLING M, et al. Frontline therapy with rituximab added to the combination of cyclophosphamide, doxorubicin, vincristine, and prednisone (CHOP) significantly improves the outcome for patients with advanced-stage follicular lymphoma compared with therapy with CHOP alone: Results of a prospective randomized study of the German Low-Grade Lymphoma Study Group. Blood, 2005, 106 (12): 3725-3732.

［4］RUMMEL MJ, NIEDERLE N, MASCHMEYER G, et al. Bendamustine plus rituximab versus CHOP plus rituximab as first-line treatment for patients with indolent and mantle-cell lymphomas: An open-label, multicentre, randomised, phase 3 non-inferiority trial. Lancet, 2013, 381 (9873): 1203-1210.

［5］MARTIN P, JUNG S H, PITCHER B, et al. A phase Ⅱ trial of lenalidomide plus rituximab in previously untreated follicular non-Hodgkin's lymphoma (NHL): CALGB 50803 (Alliance). Ann Oncol, 2017, 28 (11): 2806-2812.

滤泡性淋巴瘤

[6] MARCUS R, DAVIES A, ANDO K, et al. Obinutuzumab for the first-line treatment of follicular lymphoma. N Engl J Med, 2017, 377: 1331-1344.

[7] SALLES G, SEYMOUR J F, OFFNER F, et al. Rituximab maintenance for 2 years in patients with high tumour burden follicular lymphoma responding to rituximab plus chemotherapy (PRIMA): a phase 3, randomised controlled trial. Lancet, 2011, 377 (9759): 42-51.

[8] LIU W, PING L, XIE Y, et al. A phase I pharmacokinetic study of copanlisib in Chinese patients with relapsed indolent non-Hodgkin lymphoma. Cancer chemother Pharmacol, 2022, 89: 825-831.

[9] VAN OERS MH, VAN GLABBEKE M, GIURGEA L, et al. Rituximab maintenance treatment of relapsed/resistant follicular non-Hodgkin's lymphoma: Long-term outcome of the EORTC 20981 phase III randomized intergroup study. J Clin Oncol, 2010, 28 (17): 2853-2858.

[10] SEHN L H, CHUA N, MAYER J, et al. Obinutuzumab plus bendamustine versus bendamustine monotherapy in patients with rituximab-refractory indolent non-Hodgkin lymphoma (GADOLIN): A randomised, controlled, open-label, multicentre, phase 3 trial. Lancet Oncol, 2016, 17: 1081-1093.

滤泡性淋巴瘤

套细胞淋巴瘤

1 治疗前评估

	I 级推荐	II 级推荐	III 级推荐
常规检查	完整的病史采集： B 症状（发热：体温超过 38℃，连续 3 天以上；体重减轻：6 个月内超过 10%；盗汗：夜间为主） 体格检查：一般状况、全身皮肤、浅表淋巴结（特别是韦氏环）、肝脾和腹部肿块 体能状态评估（ECOG 体能评分）		
实验室检查	全血细胞计数、尿常规、便常规 肝、肾功能，乳酸脱氢酶（LDH），β_2 微球蛋白，尿酸 HBV 表面抗原 / 抗体和核心抗体、HBV DNA 及 HIV	脑脊液（母细胞亚型或有中枢症状）	
影像学检查	全身增强 CT 或 PET-CT 心电图，心脏超声 中枢神经系统（CNS）受累行 MRI 胃肠道受累行胃肠内镜检查		
骨髓检查	骨髓穿刺和活检（骨髓活检样本至少应在 1.6cm 以上）		

套细胞淋巴瘤

2 病理诊断

内容	I级推荐	II级推荐	III级推荐
免疫组化	CD20，CD3，CD5，Cyclin D1，CD10，CD21，CD23，BCL2，BCL6，Ki-67	SOX11，LEF1	
流式细胞术	CD45，CD19，CD20，CD5，CD23，CD10，κ/λ	CD200	
基因检测		t（11；14）和 *CCND1/BCL1* 基因重排，*CCND2* 和 *CCND3* 基因重排，*IGHV* 基因超突变，*TP53* 突变	

【注释】

　　套细胞淋巴瘤（mantle cell lymphoma，MCL）主要依据典型的组织形态学特征、免疫表型和 / 或 t（11：14）/CCND1 异常来诊断。典型的免疫表型为 CD5$^+$，CD20$^+$，CD23$^-$，Cyclin D1$^+$，CD10$^{-/+}$。目前 MCL 主要分为以下几型：①经典型套细胞淋巴瘤，对应于生发中心前阶段的 B 细胞，通常不伴免疫球蛋白重链可变区（*IGHV*）基因超突变，SOX11 阳性。②白血病性非淋巴结型套细胞淋巴瘤，肿瘤细胞表现为非复杂核型，伴有 *IGHV* 基因突变，不表达或低表达 SOX11，无 *TP53* 基因突变或缺失。临床上常侵犯外周血、骨髓和脾，病情发展缓慢，但如果出现 *TP53* 异常，则可以进展为侵袭性较高的疾病。③原位套细胞瘤变（ISMCN），指 Cyclin D1 阳性的 B 细胞局限于滤泡套区的内层，并未达到 MCL 的诊断标准。ISMCN 常常偶然被发现，有时与其他淋巴瘤共存，可呈播散性表现，但很少出现进展。

3　分期

参照 2014 年 Lugano 分期标准（附录 1）。

4 治疗

4.1 初治 MCL 的治疗

是否适合移植	治疗	Ⅰ级推荐	Ⅱ级推荐	Ⅲ级推荐
适合移植	诱导治疗	临床试验 利妥昔单抗联合 大剂量阿糖胞苷化疗（如 R-CHOP/ R-DHAP、R- 大剂量 CHOP/R- 大剂量阿糖胞苷等）（1B 类）	R- 苯达莫司汀 联合 R- 大剂量 阿糖胞苷、R-HyperCVAD （2A 类）	R- 苯达莫司汀 （2B 类）
	巩固治疗	自体造血干细胞移植（1B 类）		
	维持治疗	利妥昔单抗（1A 类）		
不适合移植	诱导治疗	临床试验 利妥昔单抗联合化疗（如 R-CHOP、R- 苯达莫司汀、VR-CAP 等）（1A 类）	利妥昔单抗联合来那度胺 RBAC500 (利妥昔单抗、苯达莫司汀、阿糖胞苷) RB+ 伊布替尼（2A 类）	
	巩固治疗			
	维持治疗	利妥昔单抗（R-CHOP 后为 1A 类）	利妥昔单抗（RB 后） 利妥昔单抗 + 伊布替尼 （RB+ 伊布替尼后） （2A 类）	

【注释】

- **R-CHOP/R-DHAP 方案**

［**R-CHOP 方案**］

利妥昔单抗 375mg/m², d0

环磷酰胺 750mg/m², d1

多柔比星 50mg/m², d1

长春新碱 1.4mg/m², d1（最大剂量 2mg）

泼尼松 40mg/m², d1~5

每 21 天重复。

［**R-DHAP 方案**］

利妥昔单抗 375mg/m², d0

地塞米松 40mg/d, d1~4（原方案为该剂量，各中心可酌情调整）

顺铂 100mg/m², 24 小时连续输注, d1

阿糖胞苷 2g/m², q.12h., d2

每 21 天重复。

套细胞淋巴瘤

- **R- 大剂量 CHOP/R- 大剂量阿糖胞苷方案**

[**R- 大剂量 CHOP 方案**]

    利妥昔单抗 375mg/m^2，d0

    环磷酰胺 1 200mg/m^2，d1

    多柔比星 75mg/m^2，d1

    长春新碱 2mg，d1

    泼尼松 100mg，d1~5

    每 21 天重复。

[**R- 大剂量阿糖胞苷方案**]

    利妥昔单抗 375mg/m^2，d0

    阿糖胞苷 3g/m^2，q12h，d1~2（备注：年龄大于 60 岁时，剂量调整为 2g/m^2）

- **R-HyperCVAD 方案**

[**A 方案**]

    利妥昔单抗 375mg/m^2，d1

    环磷酰胺 300mg/m^2，q12h，静脉注射（持续 2 小时以上），d2~4

    美司钠 600mg/（m^2·d），CTX 用药前 1 小时至最后 1 次 CTX 后 12 小时

    多柔比星 16.6mg/（m^2·d），连续输注 72 小时，d5~7

    地塞米松 40mg/d，d2~5，d12~15

    长春新碱 1.4mg/m^2，最大 2mg，d5，d12

[B 方案]

利妥昔单抗 375mg/m², d1

甲氨蝶呤 1g/m², d2（亚叶酸钙解救）

阿糖胞苷 3g/m², q.12h., d3~4（备注：鉴于阿糖胞苷骨髓抑制毒性较重，尤其是对血小板的抑制较重，可导致化疗延迟甚至中止，因此各中心可根据患者年龄、体力情况、淋巴瘤病情等综合判断，酌情调整剂量）

• R- 苯达莫司汀 /R- 大剂量阿糖胞苷方案

R- 苯达莫司汀方案

利妥昔单抗 375mg/m², d1

苯达莫司汀 90mg/m², d1~2

R- 大剂量阿糖胞苷方案

利妥昔单抗 375mg/m², d1

阿糖胞苷 3g/m², q.12h., d1~2（备注：年龄大于 60 岁时，剂量调整为 2g/m²）

R- 苯达莫司汀方案每 28 天重复，R- 大剂量阿糖胞苷方案每 21 天重复，两个方案可以交替进行，共 6 周期，也可以先用 3 周期 R- 苯达莫司汀方案再给与 3 周期 R- 大剂量阿糖胞苷方案。

• R- 苯达莫司汀方案

利妥昔单抗 375mg/m², d0

苯达莫司汀 90mg/m², d1~2

每 28 天重复。

套细胞淋巴瘤

- **VR-CAP 方案**

  硼替佐米 1.3mg/m², d1、d4、d8、d11

  利妥昔单抗 375mg/m², d1

  环磷酰胺 750mg/m², d1

  多柔比星 50mg/m², d1

  泼尼松 100mg，d1~5

  每 21 天重复。

- **利妥昔单抗联合来那度胺方案**

  利妥昔单抗 375mg/m², d0

  来那度胺 15~25mg，d1~21

  每 28 天重复。

- **RBAC500 方案**

  利妥昔单抗 375mg/m², d1

  苯达莫司汀 70mg/m², d2~3

  阿糖胞苷 500mg/m², d2~4

  每 28 天重复，老年体弱患者需注意其骨髓毒性，可酌情减低剂量。

- **利妥昔单抗维持治疗**

  利妥昔单抗 375mg/m²，每 8~12 周重复。

套细胞淋巴瘤

- **RB+ 伊布替尼治疗**

  利妥昔单抗 375mg/m^2，d1

  苯达莫司汀 90mg/m^2，d2~3

  伊布替尼 560mg 口服，每天一次，d1~28

  每 28 天重复。

- **R+ 伊布替尼维持治疗（仅在 RB+ 伊布替尼诱导治疗后）**

  利妥昔单抗 375mg/m^2，每 8 周重复

  伊布替尼 560mg 口服，每天一次，直至病情进展或不能耐受。

4.2 复发 / 难治 MCL 的治疗

治疗	I 级推荐	II 级推荐	III 级推荐
挽救治疗	临床试验 BTK 抑制剂、来那度胺 ± 利妥昔单抗（2A 类） 或者之前未使用过的化疗方案如苯达莫司汀 ± 利妥昔单抗等（2A 类）	GEMOX+ 利妥昔单抗 硼替佐米 ± 利妥昔单抗 （2B 类）	伊布替尼 + 维奈克拉 CAR-T 细胞治疗 （2B 类）
巩固治疗	减低预处理剂量的异基因造血干细胞移植（1B 类）		

【注释】

伊布替尼 + 利妥昔单抗方案

伊布替尼 560mg 口服，每日 1 次

利妥昔单抗 375mg/m^2，每周 1 次，连用 4 周，此后第 3~8 周期第 1 天用药，随后每 2 周期用药 1 次，最长 2 年

每 28 天重复。

硼替佐米 ± 利妥昔单抗方案

硼替佐米 1.3~1.5mg/m^2，d1、d4、d8、d11

利妥昔单抗 375mg/m^2，d1、d8

泽布替尼方案

泽布替尼 160mg 口服，每日 2 次，直至病情进展或不能耐受。

奥布替尼方案

奥布替尼 150mg 口服，每日 1 次，直至病情进展或不能耐受。

阿可替尼方案

阿可替尼 100mg 口服，每日 2 次，直至病情进展或不能耐受。

白血病样非淋巴结性套细胞淋巴瘤和原位套细胞淋巴瘤由于病情进展缓慢且不可治愈，参照惰性淋巴瘤的治疗原则，可能不需要马上开始治疗，而只在有治疗指征如患者有症状或病情快速进展或肿瘤负荷非常大等时才需要治疗。

对于需要治疗的初治患者，Ⅰ/Ⅱ期的患者（极罕见）可以考虑局部放疗或免疫化疗联合局部放疗。而对于Ⅱ期伴有大包块或Ⅲ/Ⅳ期患者，根据患者的年龄（通常为 65 岁）及体力状况等将患者分为可以移植组和不可移植组，再给予相应的诱导治疗。对于不可移植组患者，常规推荐的方案为利妥昔单抗联合化疗，如 R-CHOP、R- 苯达莫司汀（RB）和 VR-CAP 等方案[1-3]。在 Rummel 教授的研究里，RB 组较 R-CHOP 组的病情进展率要低，且血液学毒性及脱发更少[2]。在另一项随机对照研究中，硼替佐米联合 R-CAP 组较 R-CHOP 组中位 PFS 明显延长，但需注意其血液学毒性和神经毒性[3]。另外，SHINE 研究显示 RB+ 伊布替尼组与 RB 组比较，PFS 显著延长[4]。对于可以移植的患者，均推荐在诱导治疗达到缓解后行自体造血干细胞移植巩固。而移植前选择什么诱导化疗方案到目前为止仍然未达到统一。但数个研究都提示诱导方案使用含有大剂量阿糖胞苷的方案可能更好，如 R-CHOP 与 R-DHAP 交替、R- 大剂量 CHOP 与大剂量阿糖胞苷交替或 RB 与大剂量阿糖胞苷交替[5-7]。由于苯达莫司汀可能会影响自体造血干细胞采集，准备一线选择自体干细胞移植的时候要注意。对于一线治疗达到缓解的患者，无论能否行自体造血干细胞移植，均可以考虑利妥昔单抗维持[8-9]。伴有 *TP53* 基因突变的患者，即使接受移植后预后仍较差，因此无论能否移植，首选考虑推荐参加临床试验。

由于传统的挽救化疗在复发 / 难治的 MCL 患者中疗效有限，临床医生自然会更多地关注一些新的靶向治疗药物。如硼替佐米、来那度胺、维奈克拉或 BTK 抑制剂如伊布替尼、泽布替尼、奥布替尼、阿可替尼，或这些药物的联合应用。目前认为有效率最高的为 BTK 抑制剂。还可以选择之前未使用过的无交叉耐药的化疗方案如苯达莫司汀或 GEMOX 方案。如果是年轻患者，也可以考虑减低预处理剂量的异基因造血干细胞移植[10]等。对于免疫化疗及 BTK 抑制剂治疗后复发 / 难治患者，还可以考虑 CAR-T 细胞治疗。

5 预后评估

简易套细胞淋巴瘤国际预后评分系统（MIPI）：低危组：0~3 分；中危组：4~5 分；高危组：6~11 分。

分数	年龄（岁）	ECOG 评分（分）	LDH 值 / 正常值	WBC（×10⁹/L）
0	<50	0~1	<0.67	<6.70
1	50~59		0.67~0.99	6.70~9.99
2	60~69	2~4	1.00~1.49	10.00~14.99
3	≥70		≥1.50	≥15.00

【注释】

在应用 IPI 来评价 MCL 患者的预后时，并不能很好地区分这部分患者的预后。因此，欧洲 MCL 工作组提出了 MIPI，主要包括年龄、ECOG 评分、LDH 及白细胞这几项指标。根据评分可以将所有患者分为 3 个组，但这个评分系统较复杂，后来又提出了简化的 MIPI，便于临床操作。还有研究将 Ki-67（阳性标准为 >30%）联合 MIPI 将患者进行危险分层，能更好地预测患者预后，也值得推荐。

套细胞淋巴瘤

参考文献

［1］SONG Y, ZHOU K, ZOU D, et al. Zanubrutinib in relapsed/refractory mantle cell lymphoma: Long-term efficacy and safety results from a phase 2 study. Blood, 2022,139: 3148-3158.

［2］RUMMEL M, NIEDERLE N, MASCHMEYER G, et al. Bendamustine plus rituximab versus CHOP plus rituximab as first-line treatment for patients with indolent and mantle-cell lymphomas: An open-label, muticentre, randomised, phase 3 non-inferiority trial. Lancet, 2013, 381: 1203-1210.

［3］ROBAK T, HUANG H, JIN J, et al. Bortezomib-based therapy for newly diagnosed mantle-cell lymphoma. N Engl J Med, 2015, 372: 944-953.

［4］WANG ML, JURCZAK W, JERKEMAN M, et al. Ibrutinib plus bendamustine and rituximab in untreated mantle-cell lymphoma. N Engl J Med, 2022, 386 (26): 2482-2494.

［5］HERMINE O, HOSTER E, WALEWSKI J, et al. Addition of high-dose cytarabine to immunochemotherapy before autologous stem-cell transplantation in patients aged 65 years or younger with mantle cell lymphoma (MCL Younger): A randomised, open-label, phase 3 trial of the European Mantle Cell Lymphoma Network. Lancet, 2016, 388: 565-575.

［6］ESKELUND C W, KOLSTAD A, JERKEMAN M, et al. 15-year follow-up of the Second Nordic Mantle Cell Lymphoma trial (MCL2): Prolonged remissions without survival plateau. Br J Haematol, 2016, 175 (3): 410-418.

［7］MERRYMAN RW, EDWIN N, REDD R, et al. Rituximab/bendamustine and rituximab/cytarabine induction therapy for transplant-eligible mantle cell lymphoma. Blood Adv, 2020, 4 (5): 858-867.

［8］WU M, LI Y, HUANG H, et al. Initial treatment patterns and survival outcomes of mantle cell lymphoma patients managed at Chinese Academic Centers in the rituximab era: A real-world study. Front Oncol, 2022, 11: 770988.

套细胞淋巴瘤

[9] LE GOUILL S, THIEBLEMONT C, OBERIC L, et al. Rituximab after autologous stem-cell trans-plantation in man-tle-cell lymphoma. N Engl J Med, 2017, 377 (13): 1250-1260.

[10] TESSOULIN B, CEBALLOS P, CHEVALLIER P, et al. Allogenetic stem cell transplantation for patients with mantle cell lymphoma who failed autologous stem cell transplantation: A national survey of the SFGM-TC. Bone Marrow Transplant, 2016, 51 (9): 1184-1190.

套细胞淋巴瘤

边缘区淋巴瘤

1 治疗前评估

原发	分层	Ⅰ级推荐	Ⅱ级推荐	Ⅲ级推荐
结外	原发胃	胃镜和病灶活检 Hp 检测（活检标本染色或尿素呼气试验） 体格检查（包括 PS 评分） 常规血液和生化检查 HBV 和 HCV 检测 全身增强 CT	超声胃镜和多点活检 骨髓活检和 / 或穿刺 全身 PET/CT 血清蛋白电泳	
	非原发胃	体格检查（包括 PS 评分） 常规血液和生化检查 HBV 和 HCV 检测 全身增强 CT	骨髓活检和 / 或穿刺 全身 PET/CT 血清蛋白电泳	

治疗前评估（续）

原发	分层	Ⅰ级推荐	Ⅱ级推荐	Ⅲ级推荐
结内		体格检查（包括 PS 评分） 常规血液和生化检查 HBV 和 HCV 检测 骨髓活检和 / 或穿刺 全身增强 CT	全身 PET/CT 血清蛋白电泳	浅表淋巴结和腹部超声
脾		体格检查（包括 PS 评分） 常规血液和生化检查 HBV 和 HCV 检测 骨髓活检和 / 或穿刺 全身增强 CT	全身 PET/CT 血清蛋白电泳	腹部超声

【注释】

边缘区淋巴瘤（marginal zone lymphoma，MZL）是一组 B 细胞淋巴瘤，起源于淋巴滤泡的边缘区，可以发生于脾、淋巴结和黏膜淋巴组织。MZL 包括 3 种类型，分别是黏膜相关淋巴组织（mucosa-associated lymphoid tissue，MALT）结外 MZL、结内 MZL 和脾 MZL。MZL 约占所有 NHL 的 10%，其中 MALT 型结外 MZL 所占比例最高，而原发胃的 MZL 最为常见。MZL 的病因与某些炎症抗原的慢性免疫刺激有关，比如幽门螺杆菌（helicobacter pylori，Hp）导致胃 MALT 淋巴瘤，其他病原体包括鹦鹉热衣原体、伯氏疏螺旋体和空肠弯曲杆菌等。此外，HCV 也被发现和某些脾 MZL 和非胃 MZL 有关。原发于皮肤的边缘区淋巴瘤由于其独特的临床和遗传学特点，在 2022 版 WHO 分类中被单独列为"原发性皮肤边缘区淋巴瘤"新亚型。此外，在新分类中，儿童型边缘区淋巴瘤也从淋巴结边缘区淋巴瘤中独立出来，作为一个新的亚型列出，其生物学特点和儿童型滤泡性淋巴瘤有一定重叠，临床表现都相对低危。

MZL 的治疗前评估除了淋巴瘤常规的体格检查、血液和生化检查、全身增强 CT 以外，结内和脾 MZL 需要接受骨髓活检和穿刺以明确分期，部分患者可以考虑进行全身 PET/CT 检查。对于胃 MZL，需要常规接受胃镜检查及病灶部位的活检以明确病理和 Hp 结果。欧洲胃肠淋巴瘤研究组推荐所有胃 MZL 患者接受超声胃镜检查，有助于评价淋巴瘤浸润胃壁的深度，从而准确分期，同时进行多部位活检。尿素呼气试验能够快速检测是否具有 Hp 感染，同时有助于重复评估抗 Hp 的治疗效果。HCV 检测不但有助于部分 MZL 的诊断，同时也可能作为治疗靶点。作为一种 B 细胞淋巴瘤，利妥昔单抗可用于 MZL 的治疗，因此 HBV 检测也是常规的项目。

在预后因素[1]方面，Ⅲ~Ⅳ期、年龄>70 岁和乳酸脱氢酶>正常值上限是原发结外 MALT 淋巴瘤 3 个不利的预后因素，由此组成的 MALT-IPI 将 MALT 淋巴瘤分为低、中、高 3 个危险分组，适用于原发胃和非原发胃的患者。

2 病理诊断

原发	内容	分层	Ⅰ级推荐	Ⅱ级推荐	Ⅲ级推荐
结外	IHC	原发胃	CD20，CD79a，CD3，CD5，CD10，BCL2，κ/λ，CD 21，CD23，Cyclin D1，BCL6	MNDA	
	流式细胞术			κ/λ，CD19，CD20，CD5，CD23，CD10	
	基因检测			克隆性 *IG* 基因重排；t（11；18）	
	IHC	非原发胃	CD20，CD79a，CD3，CD5，CD10，BCL2，κ/λ，CD 21，CD23，Cyclin D1，BCL6	MNDA	
	流式细胞术			κ/λ，CD19，CD20，CD5，CD23，CD10	
	基因检测			克隆性 *IG* 基因重排；t（11；18），t（14；18），t（3；14），t（1；14）	

边缘区淋巴瘤

135

病理诊断（续）

原发	内容	分层	I级推荐	II级推荐	III级推荐
结内	IHC		CD20, CD79a, CD3, CD5, CD10, BCL2, κ/λ, CD21, CD23, Cyclin D1, BCL6	MNDA	
	流式细胞术			κ/λ, CD19, CD20, CD5, CD23, CD10	
	基因检测			克隆性 *IG* 基因重排	
脾	IHC		CD20, CD79a, CD3, CD5, CD 10, BCL2, κ/λ, CD 21, CD23, Cyclin D1, BCL6, IgD, CD43, annexin A1, CD103		
	流式细胞术			κ/λ, CD19, CD20, CD5, CD23, CD10, CD43, CD103	
	基因检测			克隆性 *IG* 基因重排；Del7q, +3q, *NOTCH2* 及 *KLF2* 突变	

边缘区淋巴瘤

【注释】

MZL 的病理学诊断应在有经验的病理实验室进行，标准应参照 2022 版的 WHO 淋巴肿瘤分类。所有病理标本应常规进行免疫组织化学（IHC）的检测，MZL 的典型免疫表型是 CD5-，CD10-，CD20+，CD21-/+，CD23-/+，CD43-/+，cyclin D1- 和 MNDA+/-，伴有显著浆细胞性分化的病例有 κ/λ 限制性表达，有条件的单位可以进行流式细胞的检测。部分 MALT 淋巴瘤可以出现 t（11；18），特别是 Hp 阴性的胃 MZL，常常预示疾病晚期和抗 Hp 疗效欠佳。t（11；18）可以通过 PCR 或 FISH 的方法进行检测，有条件还可以进行 t（3；14）、t（1；14）和 t（14；18）的检测。对于脾 MZL，可检测 -7q+、3q 等染色体异常或 NOTCH2、KLF2 等基因突变，此外，还可以通过检测 MYD88 突变和淋巴浆细胞淋巴瘤 / 华氏巨球蛋白血症（LPL/WM）鉴别，以及检测 BRAF 突变与毛细胞白血病进行鉴别。

3 分期

目前淋巴瘤标准的分期系统是 Lugano 分期，但对于 MZL 通常适用于非胃或结内 MZL。胃肠 MZL 通常采用 Ann Arbor 分期系统的 Lugano 改良版或胃肠淋巴瘤的 TNM 分期（巴黎分期），而脾 MZL 通常为脾单发，通过脾切除进行诊断和分期[2]。

分期	Ann Arbor 分期系统的 Lugano 改良版		TNM 分期	肿瘤浸润
I 期	局限于胃肠道（非连续性单个或多个病灶）			
	I E	黏膜、黏膜下	$T_1N_0M_0$	黏膜、黏膜下
	I E	固有肌层、浆膜	$T_2N_0M_0$	固有肌层
	I E		$T_3N_0M_0$	浆膜
II 期	扩展到腹部			
	II E	区域淋巴结累及	$T_{1\sim3}N_1M_0$	胃周淋巴结
	II E	远处淋巴结累及	$T_{1\sim3}N_2M_0$	远处区域淋巴结
II E 期	II E	穿透浆膜累及邻近器官和组织	$T_4N_0M_0$	侵犯邻近结构
IV 期		广泛结外累及或合并膈上淋巴结累及	$T_{1\sim4}N_3M_0$	淋巴结侵犯横膈两侧／远处转移（骨髓或其他结外部位）
	IV		$T_{1\sim4}N_{0\sim3}M_1$	

4 治疗

分期	分层 1	分层 2	Ⅰ级推荐	Ⅱ级推荐	Ⅲ级推荐
Ⅰ/Ⅱ期	结外	原发胃	抗 Hp 治疗（2A 类） 放疗（2A 类）		
		非原发胃	放疗（2A 类）	利妥昔单抗（2A 类）	
	结内		放疗（2A 类）	利妥昔单抗（2A 类）	
	脾	HCV 阳性	抗 HCV 治疗（2A 类）		
		HCV 阴性	利妥昔单抗（2A 类） 脾切除术（2A 类）		

分期	分层 1	分层 2	I 级推荐	II 级推荐	III 级推荐
III / IV 期	无症状		等待观察（2A 类）	临床试验（2A 类）	
	有症状	一线方案	利妥昔单抗 + 苯丁酸氮芥（1B 类） 利妥昔单抗 + 苯达莫司汀（2A 类） R-CHOP（2A 类） R-CVP（2A 类） 利妥昔单抗 + 来那度胺（2A 类）	临床试验（2A 类） 利妥昔单抗 + 化疗→ 利妥昔单抗维持（2A 类） 利妥昔单抗 + 氟达拉滨（2A 类）	利妥昔单抗（3 类）
		二线方案	利妥昔单抗/奥妥珠单抗 + 苯达莫司汀（2A 类） R-CHOP（2A 类） R-CVP（2A 类） 利妥昔单抗 + 来那度胺（2A 类）	伊布替尼（2A 类） 泽布替尼（2A 类） 奥布替尼（2A 类）	

边缘区淋巴瘤

【注释】

　　MZL 的治疗策略应参考原发部位和疾病分期。对于局限期的 MZL 患者，如果幽门螺杆菌（Hp）阳性，强烈推荐抗 Hp 治疗。抗 Hp 治疗后 3 个月应复查 Hp 状态和胃镜，如果 Hp 转阴并且达到完全缓解（疗效评估采用 GELA 标准[3]），则后续每 6~12 个月复查胃镜直至 5 年。抗 Hp 治疗后肿瘤缓解或残留，如果肿瘤没有合并出血等症状，则后续每 3~6 个月复查胃镜直至达到完全缓解。对于 Ⅱ 期、大包块和具有 t（11；18）的 Hp 阳性患者，研究表明抗 Hp 的疗效欠佳，如治疗后复查提示肿瘤缩小不明显应尽早给予放疗。对于 Hp 阴性的胃 MZL，meta 分析显示仍有一定比例的患者对于抗 Hp 治疗有效，这可能与假阴性或感染其他细菌所致，但治疗中需要密切观察以防短期内疾病进展。对于抗 Hp 治疗后肿瘤持续残留或者合并出血等症状，放疗是常用的挽救治疗模式。其他结外 MZL 也可能与一些特定病原体感染有关，如眼附属器淋巴瘤与鹦鹉热衣原体有关，采用多西环素治疗具有很好的疗效。此外，原发皮肤和小肠结外边缘区淋巴瘤分别与伯氏疏螺旋体和空肠弯曲杆菌感染有关，但抗感染治疗的证据十分有限。总之，对于原发胃以外部位的 Ⅰ / Ⅱ 期结外 MZL，放疗仍然是常用的治疗手段，部分不适合的患者可以考虑利妥昔单抗单药治疗。

　　对于 Ⅰ / Ⅱ 期结内 MZL，放疗是常用的治疗手段，部分不适合的患者可以考虑利妥昔单抗单药治疗。大样本资料显示，首程未接受放疗患者有较高的淋巴瘤相关病死率，显著高于放疗患者。对于脾 MZL，脾切除术既是诊断也是治疗手段。对于未经脾切除术的 MZL 患者，如果 HCV 阳性，可以考虑行抗 HCV 治疗。如果 HCV 阴性且患者具有脾肿大导致的血细胞下降或不适症状，利妥昔单抗单药是首选的治疗手段，而脾切除术可作为挽救治疗手段。

边缘区淋巴瘤

放疗照射野采用受累部位照射（ISRT），不做预防照射，根据受侵器官，临床靶区（CTV）通常需要包括整个器官，如眼、腮腺和全胃照射，放疗可以保存器官功能。根治性照射剂量 24~30Gy，每次 1.5~2.0Gy。姑息性放疗的照射剂量为 2×2Gy 或其他剂量分割模式。

对于 III/IV 期或者经局部放疗失败的边缘区淋巴瘤，如果没有 B 症状、出血、血细胞下降、大包块或肿瘤快速进展等情况，可以参照惰性淋巴瘤的治疗原则给予等待观察。如果有上述情况，利妥昔单抗联合化疗是常用的治疗模式，但目前缺乏最佳的治疗方案。在一项名为 IELSG-19 的 III 期随机对照研究中，与单药苯丁酸氮芥和利妥昔单抗相比，利妥昔单抗联合苯丁酸氮芥获得较高的完全缓解率、无事件生存和无进展生存，但总生存 3 组没有差别[4]。在另一项针对惰性淋巴瘤的 III 期随机对照研究中，利妥昔单抗联合苯达莫司汀优于传统的 R-CHOP 方案，但在 MZL 的亚组分析中没有差别[5]。在其他单独针对 MZL 的 II 期研究中，利妥昔单抗分别联合苯达莫司汀、CHOP、CVP、来那度胺和氟达拉滨也获得了很好的治疗效果，但联合氟达拉滨的毒性较大[6-7]。对于一线治疗后肿瘤缓解的患者，可以考虑利妥昔单抗每 2 个月一次为期 2 年的维持治疗。

对于既往含利妥昔单抗方案治疗失败的边缘区淋巴瘤，如果既往治疗有效且缓解期超过 2 年可以考虑使用原方案治疗（蒽环类药物除外）。对于二线方案治疗失败或一线方案缓解期短的患者，可以换用其他的化疗组合联合抗 CD20 单抗，而 BTK 抑制剂包括伊布替尼和泽布替尼也是合理的选择，均被美国 FDA 获批治疗 MZL。[8-10] 其他有效的靶向药物包括 PI3K 抑制剂，但目前均未在国内批准上市。总体而言，鉴于 III/IV 期边缘区淋巴瘤缺乏 1 类证据的治疗方案，推荐患者参加临床试验也是合理的选择。

常用 Ⅲ/Ⅳ 期边缘区淋巴瘤的化疗方案

化疗方案	剂量	用药时间	时间及周期
利妥昔单抗 + 苯丁酸氮芥	利妥昔单抗 375mg/m²	第 1，8，15，22 天（第 1~8 周）	28 天为一个周期
	苯丁酸氮芥 6mg/m²	第 1 天（第 9，13，17，21 周） 第 1~8 周连续服药 6 周，停药 2 周 第 9~24 周服药 2 周，停药 2 周	
利妥昔单抗 + 苯达莫司汀	利妥昔单抗 375mg/m²	第 1 天	28 天为一个周期
	苯达莫司汀 90mg/m²	第 1~2 天	
奥妥珠单抗 + 苯达莫司汀	奥妥珠单抗 1 000	第 1 天（第 1 周期为第 1，8，15 天给药）	28 天为一个周期
	苯达莫司汀 90mg/m²	第 1~2 天	

边缘区淋巴瘤

常用 III / IV 期边缘区淋巴瘤的化疗方案（续）

化疗方案	剂量	用药时间	时间及周期
R-CHOP	利妥昔单抗 375mg/m²	第 1 天	21 天为一个周期
	环磷酰胺 750mg/m²	第 1 天	
	长春新碱 1.4mg/m²（最大 2mg）	第 1 天	
	多柔比星 50mg/m²	第 1 天	
	泼尼松 100mg	第 1~5 天	
R-CVP	利妥昔单抗 375mg/m²	第 1 天	21 天为一个周期
	环磷酰胺 750mg/m²	第 1 天	
	长春新碱 1.4mg/m²（最大 2mg）	第 1 天	
	泼尼松 100mg	第 1~5 天	

常用 III / IV 期边缘区淋巴瘤的化疗方案（续）

化疗方案	剂量	用药时间	时间及周期
利妥昔单抗 + 来那度胺	利妥昔单抗 $375mg/m^2$	第 1 天	28 天为一个周期
	来那度胺 20mg	第 1~21 天	
利妥昔单抗 + 氟达拉滨	利妥昔单抗 $375mg/m^2$	第 1 天	28 天为一个周期
	氟达拉滨 $25mg/m^2$	第 1~5 天	
伊布替尼	560mg q.d.		至疾病进展或不可耐受毒性
泽布替尼	160mg b.i.d.		至疾病进展或不可耐受毒性

参考文献

［1］THIEBLEMONT C, CASCIONE L, CONCONI A, et al. A MALT lymphoma prognostic index. Blood, 2017, 130 (12): 1409-1417.

［2］RUSKONE-FOURMESTRAUX A, DRAGOSICS B, MORGNER A, et al. Paris staging system for primary gastrointestinal lymphomas. Gut, 2003, 52 (6): 912-913.

［3］COPIE-BERGMAN C, WOTHERSPOON AC, CAPELLA C, et al. Gela histological scoring system for post-treatment biopsies of patients with gastric MALT lymphoma is feasible and reliable in routine practice. Br J Haematol, 2013, 160: 47-52.

［4］ZUCCA E, CONCONI A, MARTINELLI G, et al. Final results of the IELSG-19 randomized trial of mucosa-associated lymphoid tissue lymphoma: Improved event-free and progression-free sur-vival with rituximab plus chlorambucil versus either chlorambucil or rituximab monotherapy. J Clin Oncol, 2017, 35 (17): 1905-1912.

［5］RUMMEL M J, NIEDERLE N, MASCHMEYER G, et al. Bendamustine plus rituximab versus CHOP plus rituximab as first-line treatment for patients with indolent and mantle-cell lymphomas: An open-label, multicentre, randomised, phase 3 non-inferiority trial. Lancet, 2013, 381 (9873): 1203-1210.

［6］SALAR A, DOMINGO-DOMENECH E, PANIZO C, et al. Long-term results of a phase II study of rituximab and bendamustine for mucosa-associated lymphoid tissue lymphoma. Blood, 2017, 130: 1772-1774.

［7］KIESEWETTER B, WILLENBACHER E, WILLENBACHER W, et al. A phase 2 study of rituximab plus lenalidomide for mucosa-associated lymphoid tissue lymphoma. Blood, 2017, 129: 383-385.

［8］SEHN LH, CHUA N, MAYER J, et al. Obinutuzumab plus bendamustine versus bendamustine monotherapy in

边
缘
区
淋
巴
瘤

patients with rituximab-refractory indolent non-Hodgkin lymphoma (GADOLIN): A randomised, controlled, open-label, multicentre, phase 3 trial. Lancet Oncol, 2016, 17 (8): 1081-1093.

[9] NOY A, DE VOS S, THIEBLEMONT C, et al. Targeting Bruton tyrosine kinase with ibrutinib in relapsed/refractory marginal zone lymphoma. Blood, 2017, 129 (16): 2224-2232.

[10] OPAT S, TEDESCHI A, LINTON K, et al. The MAGNOLIA Trial: Zanubrutinib, a next-generation bruton tyrosine kinase inhibitor, demonstrates safety and efficacy in relapsed/refractory marginal zone lymphoma. Clin Cancer Res, 2021, 27 (23): 6323-6332.

边缘区淋巴瘤

外周 T 细胞淋巴瘤

1 治疗前评估

	I 级推荐	II 级推荐	III 级推荐
病史采集和体格检查	完整的病史采集（包括发热、盗汗、体重减轻等 B 症状） 体格检查：浅表淋巴结，韦氏环，肝脾等部位 体能状态评分		
实验室检查	血尿便常规，生化全项 红细胞沉降率，β_2 微球蛋白，感染筛查（乙肝、丙肝、梅毒、HIV）		
影像学检查	¹⁸F-FDG PET/CT 全身增强 CT 中枢神经系统（CNS）受累行头颅 MRI 胃肠道受累行胃肠内镜检查 心脏超声检查（如果化疗方案包括蒽环类药物）	中枢神经系统（CNS）受累行头颅平扫 MRI（造影剂过敏）	浅表淋巴结和腹部盆腔超声
骨髓检查	骨髓活检和 / 或穿刺（骨髓活检样本至少应在 1.6cm 以上）		

注：预防性腰穿 + 鞘注在外周 T 细胞淋巴瘤（PTCL）中的意义仍不明确。

2 病理诊断

内容	Ⅰ级推荐	Ⅱ级推荐	Ⅲ级推荐
IHC	CD20, CD2, CD3, CD4, CD5, CD7, CD8, CD10, CD30, CD56, PD1/CD279, CXCL13、ALK, 细胞毒性分子, CD21, Ki-67	ICOS, κ/λ, BCL6, TCRbeta, TCRgamma	
流式细胞术		κ/λ, CD45, CD3, CD5, CD19, CD10, CD20, CD30, CD4, CD8, CD7, CD2; TCRα, TCRβ, TCRγ	
基因检测	EBER-ISH	PCR 检测 *TCR* 重排；如为间变淋巴瘤激酶（ALK）阴性间变大细胞淋巴瘤（ALCL），检测 *DUSP22/IRF4* 或 *TP63* 重排；血管免疫母细胞性 T 细胞淋巴瘤（AITL）检测 *IDH2*、*TET2*、*DNMT3A*、*RHOA* 突变 高危人群检测血清 HTLV-1	

外周 T 细胞淋巴瘤

【注释】

外周 T 细胞淋巴瘤（PTCL）是一组起源于胸腺后成熟 T 细胞的异质性疾病，亚洲国家更多见，约占所有淋巴瘤的 21.4%。依靠组织病理学和免疫组化分析明确诊断，对 PTCL 亚型的诊断应遵循 2022 版 WHO 分类。病理检查需要注意：① T 细胞受体（*TCR*）克隆基因重排也可见于反应性 / 炎症性疾病过程，因此不能用作诊断 T 细胞淋巴瘤的唯一依据。② AITL 偶会与弥漫性大 B 细胞淋巴瘤（DLBCL）并存，需要进行免疫组化及基因重排检测加以识别。本章节所指 PTCL 亚型包括：外周 T 细胞淋巴瘤非特指型（PTCL-NOS）、血管免疫母细胞性 T 细胞淋巴瘤（AITL）（或广泛意义上淋巴结滤泡辅助 T 细胞淋巴瘤（包括经典 AITL 以及具有滤泡辅助 T 细胞表型的非特指型或滤泡型 PTCL）、ALK 阳性 ALCL、ALK 阴性 ALCL 等 AITL、ALK 阳性 ALCL、ALK 阴性 ALCL 等。

3   分期

参照 2014 年 Lugano 分期标准（附录 1）。

4 治疗

4.1 初治患者的治疗

分层	分期	I 级推荐	II 级推荐	III 级推荐
ALK 阳性 ALCL	I ~ II期	维布妥昔单抗 +CHP（2A 类） CHOEP ± ISRT（1A 类） CHOP ± ISRT（2A 类） DA-EPOCH（2A 类）		
	III ~ IV期	维布妥昔单抗 +CHP（1A 类） CHOEP（1A 类） CHOP（2A 类） DA-EPOCH（2A 类）	自体造血干细胞移植（ASCT）巩固（高危 IPI 患者）（2A 类）	
除外 ALK 阳性 ALCL	I ~ IV期	临床试验 维布妥昔单抗 +CHP（ALK 阴性 ALCL）（1A 类） CHOEP ± ISRT（1A 类） CHOP ± ISRT（2A 类） DA-EPOCH（2A 类） ASCT 巩固（2A 类）	维布妥昔单抗 +CHP（除外系统性 ALCL 的 CD30 阳性 PTCL）（2A 类）	Hyper CVAD/MA（3 类）

外周 T 细胞淋巴瘤

【注释】

CHOP 方案

环磷酰胺 750mg/m^2，d1

多柔比星 40~50mg/m^2，d1

长春新碱 1.4mg/m^2，d1（最大剂量 2mg）

泼尼松 100mg，d1~5

每 21 天重复。

CHOEP 方案

环磷酰胺 750mg/m^2，d1

长春新碱 1.4mg/m^2，d1（最大剂量 2mg）

多柔比星 40~50mg/m^2，d1

依托泊苷 100mg/m^2，d1~3

泼尼松 100mg，d1~5

每 21 天重复。

DA-EPOCH 方案

依托泊苷 50mg/（m²·d），d1~4，q.6h.，连续输注

长春新碱 0.4mg/（m²·d），d1~4，q.6h.，连续输注

多柔比星 10mg/（m²·d），d1~4，q.6h.，连续输注

环磷酰胺 750mg/m²，d5

泼尼松 60mg/（m²·d），d1~5

每 21 天重复。

DA-EPOCH 剂量调整原则

（1）每次化疗后都需预防性使用粒细胞集落刺激因子。

（2）如果上周期化疗后中性粒细胞减少未达Ⅳ度，可以在上一周期化疗剂量基础上将依托泊苷、多柔比星和环磷酰胺的剂量上调 20%。

（3）如果上周期化疗后中性粒细胞减少达Ⅳ度，但在 1 周内恢复，保持原剂量不变。

（4）如果上周期化疗后中性粒细胞减少达Ⅳ度，且持续时间超过 1 周，或血小板下降达Ⅳ度，在上一周期化疗剂量基础上将依托泊苷、多柔比星和环磷酰胺的剂量下调 20%。

（5）剂量调整如果是在起始剂量以上，则上调时依托泊苷、多柔比星和环磷酰胺一起上调；剂量调整如果是在起始剂量以下，则下调时仅下调环磷酰胺。

维布妥昔单抗 + CHP 方案

维布妥昔单抗 1.8mg/kg，d1

环磷酰胺 750mg/m²，d1

多柔比星 40~50mg/m²，d1

泼尼松 100mg，d1~5

每 21 天重复。

Hyper CVAD/MA 方案

［A 方案］

环磷酰胺 300mg/m²，q12h，静脉滴注（持续 2 小时以上），d1~3

美司钠 600mg/（m²·d），CTX 用药前 1 小时至最后 1 次 CTX 后 12 小时

多柔比星 16.6mg/（m²·d），连续输注 72 小时，d4~6

地塞米松 40mg/d，d1~4，d11~14

长春新碱 1.4mg/m²，最大 2mg，d4，d11

［B 方案］

甲氨蝶呤 1g/m²，d1（亚叶酸钙解救）

阿糖胞苷 3g/m²，q.12h.，d2~3（备注：鉴于阿糖胞苷骨髓抑制毒性较重，尤其是对血小板的抑制较重，可导致化疗延迟甚至中止，因此各中心可根据患者年龄、体力情况、淋巴瘤病情等综合判断，酌情调整剂量）

外周 T 细胞淋巴瘤

ALK 阳性 ALCL 较其他类型 PTCL 预后好。经过含蒽环类药物的方案治疗后，ALK 阳性 ALCL 的 5 年无失败生存率和总生存率分别为 60% 和 70%，明显优于其他类型 PTCL。推荐 Ⅰ~Ⅱ 期患者接受 6 周期化疗（CHOEP，CHOP-21 或 DA-EPOCH）联合或不联合受累部位放疗（ISRT；30~40Gy），或者 3~4 周期化疗联合 ISRT（30~40Gy）。Ⅲ~Ⅳ 期 ALK 阳性 ALCL 患者接受 6 周期化疗（CHOEP，CHOP-21 或 DA-EPOCH）。高危国际预后指数（IPI）患者可以接受大剂量化疗联合 ASCT 巩固，但目前无前瞻性大样本量研究证实该结论。伴 *DUSP22* 重排的 ALK 阴性 ALCL 的预后与 ALK 阳性患者相似，治疗可以依据 ALK 阳性 ALCL 治疗原则。

与 ALK 阳性 ALCL 相比，其他类型 PTCL 预后不佳。CHOEP 能够提高年轻 PTCL 患者（<60 岁）的无事件生存（EFS）。但由于 CHOEP 的毒性较强，年龄大于等于 60 岁患者，建议采用 CHOP-21 方案。而高危患者（除外 ALK 阳性 ALCL）接受 CHOP 或者 CHOEP 方案预后较差。一项小样本量前瞻性研究发现 DA-EPOCH 方案能够改善患者的 EFS 和总生存（OS）[1]。在一项前瞻性大样本量研究（除外 ALK 阳性 ALCL）中，CHOEP 联合自体造血干细胞移植巩固可以提高 PTCL 患者的无进展生存（PFS）和 OS[2]。在一项国内 Ⅱ 期，多中心，随机对照临床研究中，CEOP/IVE/GDP 交替方案较标准 CEOP 方案可能改善 IPI 4~5 分高危 PTCL 患者的生存[3]。一项随机对照 3 期临床研究中，维布妥昔单抗联合 CHP 较 CHOP 方案能够改善 CD30 阳性（免疫组化表达超过 10%）PTCL 患者的生存，尤其是系统性 ALCL 患者获益最多[4]。国内小样本量临床研究显示一线治疗中联合使用西达本胺或一线治疗后采用西达本胺维持治疗，可能改善患者生存，但这需要更多数据证实。由于患者预后较差，推荐这部分患者首选参加临床试验。如无合适的试验，推荐接受 6 个周期化疗联合或者不联合 ISRT（30~40Gy）。化疗方案包括：CHOEP，CHOP-14，CHOP-21，DA-EPOCH。有条件患者可在一线治疗

缓解后接受大剂量化疗联合 ASCT 巩固。部分 PTCL（如肝脾 T 细胞淋巴瘤）预后极差，可以选择一线异基因造血干细胞移植（allo-SCT）巩固，但也缺乏大样本量研究数据支持。

4.2 复发 / 难治患者的治疗

分层	Ⅰ级推荐	Ⅱ级推荐	Ⅲ级推荐
符合移植条件	临床试验 西达本胺（1A 类） 维布妥昔单抗（系统性 ALCL）（1A 类） 克唑替尼（ALK+ ALCL）（2A 类） 普拉曲沙（2A 类） 苯达莫司汀（2A 类） 吉西他滨（2A 类） DHAP（2A 类） ESHAP（2A 类） GDP（2A 类） GemOx（2A 类） ICE（2A 类）	维布妥昔单抗（除外系统性 ALCL 的 CD30 阳性 PTCL）（2A 类） 盐酸米托蒽醌脂质体（2A 类） allo-SCT（2A 类） ASCT（2A 类）	来那度胺（3 类） 硼替佐米（3 类） 度维利塞（3 类） 林普利赛（3 类） 芦可替尼（3 类） 阿来替尼（ALK+ ALCL）（3 类）

外周 T 细胞淋巴瘤

分层	Ⅰ级推荐	Ⅱ级推荐	Ⅲ级推荐
不符合移植条件	临床试验 西达本胺（1A 类） 维布妥昔单抗（系统性 ALCL）（1A 类） 克唑替尼（ALK+ ALCL）（2A 类） 普拉曲沙（2A 类） 苯达莫司汀（2A 类） 吉西他滨（2A 类）	维布妥昔单抗（除外系统性 ALCL 的 CD30 阳性 PTCL） （2A 类） 盐酸米托蒽醌脂质体（2A 类） 姑息放疗（2A 类） 最佳支持治疗（2A 类）	来那度胺（3 类） 硼替佐米（3 类） 度维利塞（3 类） 林普利赛（3 类） 芦可替尼（3 类） 阿来替尼（ALK+ ALCL）（3 类）

【注释】

西达本胺方案

西达本胺 30mg，口服，每周 2 次。

维布妥昔单抗方案

维布妥昔单抗 1.8mg/kg，每 21 天重复。

吉西他滨方案

吉西他滨 1 200mg/m^2，d1、d8、d15，每 28 天重复。

DHAP 方案

地塞米松 40mg/d，d1~4（原方案为该剂量，各中心可酌情调整）

顺铂 100mg/m^2，24 小时连续输注，d1

阿糖胞苷 2g/m^2，q.12h.，d2

每 21 天重复。

ESHAP 方案

依托泊苷 60mg/m^2，d1~4

甲泼尼龙 500mg，d1~4

顺铂 25mg/m^2，q.6h.，连续输注，d1~4

阿糖胞苷 2g/m^2，d5

每 21 天重复。

GDP 方案

吉西他滨 1 000mg/m^2，d1，d8

顺铂 75mg/m^2，d1

地塞米松 40mg，d1~4

每 21 天重复。

GemOx 方案

吉西他滨 1 000mg/m^2，d1

奥沙利铂 100mg/m^2，d1

每 14 天重复。

ICE 方案

异环磷酰胺 5g/m^2，d2（100% 剂量美司钠解救），24 小时连续输注

卡铂（按照 AUC=5 计算，单次剂量 ≤ 800mg），d2

依托泊苷 100mg/m^2，d1~3

每 21 天重复。

来那度胺方案

来那度胺 25mg，口服，d1~21，每 28 天重复。

硼替佐米方案

硼替佐米 1.3mg/m^2，d1、d4、d8、d11，每 21 天重复。

盐酸米托蒽醌脂质体方案

盐酸米托蒽醌脂质体 20mg/m^2，每 28 天重复。严密监测毒副反应，根据不良反应调整剂量或停止用药。

度维利塞方案

25mg/ 次，口服，每日 2 次，每 28 天为一周期。

林普利塞方案

80mg/次，口服，每日1次，每28天为一周期。

芦可替尼方案

20mg/次，口服，每日2次，每28天为一周期。

阿来替尼方案

300mg/次，口服，每日2次；体重<35kg者，150mg/次，口服，每日2次。每21天为一周期。

复发/难治患者应尽量再取活检病理证实（尤其是 AITL 患者，可能复发时伴发 DLBCL）。复发/难治患者首选参加临床试验。多个研究证实部分挽救化疗方案在复发/难治 PTCL 患者中的作用，但没有前瞻性对照研究证实哪种方案更优[5-9]。对于不符合移植条件的患者，根据患者身体条件选择是否给予强烈方案化疗（如 DHAP，ESHAP，GDP，GemOx，ICE 等）。一些新药的出现为这部分患者带来希望。西达本胺是一种新型口服组蛋白去乙酰化酶抑制剂，研究结果显示其可改善复发/难治 PTCL 患者的生存。维布妥昔单抗（Brentuximab Vedotin，BV）是 CD30 单克隆抗体与 MMAE 结合的抗体耦合药物，长期随访结果证实 BV 在复发/难治系统性 ALCL 中可维持疗效，并且在复发/难治 CD30 阳性 T 细胞淋巴瘤中也有效[5]。普拉曲沙通过抗叶酸发挥抗肿瘤作用，Ⅱ期研究结果显示能够改善既往接受多种化疗方案治疗患者的生存。另外一项前瞻性Ⅱ期研究证实烷化剂苯达莫司汀也对部分复发/难治 PTCL 患者有效。免疫调节剂来那度胺在复发/难治 PTCL 中也显示初步疗效。小样本量研究证实 ALK 抑制剂克唑替尼能够有效治疗 ALK 阳性淋巴瘤。阿来替尼是第 2 代 ALK 抑制剂，一项小样本量研究显示阿来替尼对于复发/难治 ALK+ ALCL 有效，且该药能够穿透中枢，治疗中枢神经系统病变。另外一项小样本量研究认为蛋白酶体抑制剂硼替佐米可能对复发/难治 PTCL 患者有效。盐酸米托蒽醌脂质体在复发/难治 PTCL 患者中展现出一定疗效，但尤其需要注意治疗相关毒性。在关键 Ⅱ 期，多中心临床研究中，严重血液学毒性发生率为 60.2%，严重肺炎发生率为 10.2%。因此，临床应用时应严密监测毒副反应，根据不良反应调整剂量或停止用药。度维利塞和林普利塞是 PI3K 抑制剂，临床研究显示对于复发或难治 PTCL 患者，均获得一定疗效。在接受度维利塞或林普利塞治疗期间和治疗结束后，应预防肺孢子菌肺炎（PJP），直至 $CD4^+T$ 淋巴细胞绝对计数大于 200 个细胞/μl。芦可替尼是一种 JAK1/2 抑制剂，一项 2 期研究显示该药对于复发/难治 PTCL 显示出一定疗效。对于敏感复发/进展患者，若有合适供者，推荐选择 allo-SCT。若无合适供者，可选择 ASCT。

参考文献

[1] DUNLEAVY K, PITTALUGA S, SHOVLIN M, et al. Phase Ⅱ trial of dose-adjusted EPOCH in untreated systemic anaplastic large cell lymphoma. Haematologica, 2016, 101 (1): e27-e29.

[2] D'AMORE F, RELANDER T, LAURITZSEN G F, et al. Ten years median follow-up of the NOR-DIC NLG-T-01 trial on CHOEP and upfront autologous transplantation in peripheral T-cell lymphomas. Hematol Oncol, 2015, 33 (Suppl S1): Abstract 074.

[3] CAI M, CHENG S, WANG X, et al. CEOP/IVE/GDP alternating regimen compared with CEOP as the first-line therapy for newly diagnosed patients with peripheral T cell lymphoma: Results from a phase 2, multicenter, randomized, controlled clinical trial. Genome Med, 2020, 12 (1): 41.

[4] PRO B, ADVANI R, BRICE P, et al. Five-year results of brentuximab vedotin in patients with relapsed or refractory

外周T细胞淋巴瘤

systemic anaplastic large cell lymphoma. Blood, 2017, 130 (25): 2709-2717.

［5］ HORWITZ SM, ADVANI RH, BARTLETT NL, et al. Objective responses in relapsed T-cell lymphomas with single-agent brentuximab vedotin. Blood, 2014, 123 (20): 3095-3100.

［6］ LIU S, LIU W, LI H, et al. Epidemiological characteritics of peripheral T-cell lymphoma: A population-based study. Front Oncol, 2022, 12: 863269.

［7］ MORSCHHAUSER F, FITOUSSI O, HAIOUN C, et al. A phase 2, multicenter, single-arm, open-label study to evaluate the safety and efficacy of single-agent lenalidomide (Revlimid) in subjects with relapsed or refractory peripheral T-cell non-Hodgkin lymphoma: the EXPECT trial. Eur J Cancer, 2013, 49 (13): 2869-2876.

［8］ ZINZANI P L, MUSURACA G, TANI M, et al. Phase Ⅱ trial of proteasome inhibitor bortezomib in patients with relapsed or refractory cutaneous T-cell lymphoma. J Clin Oncol, 2007, 25 (27): 4293-4297.

［9］ GAO Y, HUANG HQ, WANG XX, et al. Safety and efficacy of mitoxantrone hydrochloride liposome in patients with relapsed or refractory peripheral T cell lymphoma and extranodal NK/T cell lymphoma: a prospective, single-arm, open-label, multi-center, phase Ⅱ clinical trial. Blood, 2020, 136, Suppl 1: 36-37.

外周T细胞淋巴瘤

结外 NK/T 细胞淋巴瘤，鼻型

1 治疗前评估

	I 级推荐	II 级推荐	III 级推荐
常规检查	完整病史采集 B 症状（发热：体温超过 38℃，连续 3 天以上；体重减轻：6 个月内超过 10%；盗汗：夜间为主） 体格检查 体能状态评估（ECOG 体能评分）	间接鼻咽镜和 / 或喉镜	
实验室检查	全血细胞计数，肝肾功能、乳酸脱氢酶，血浆 EB 病毒 DNA，血清 β_2 微球蛋白，HBV，HIV，育龄妇女须行妊娠试验	止凝血功能，血清铁蛋白、NK 细胞活性、可溶性 CD25 检测	
影像学检查	上呼吸消化道内镜 头颈部增强 MRI（鼻腔和鼻咽等原发部位） 颈部、胸部、腹部、盆腔增强 CT ^{18}F-FDG PET/CT 头颅增强 MRI	颈部、胸部、腹部、盆腔平扫 CT（造影剂过敏患者） 头颅 + 头颈部平扫 MRI（造影剂过敏患者）	鼻腔增强 CT 浅表淋巴结和腹部超声

治疗前评估（续）

	Ⅰ级推荐	Ⅱ级推荐	Ⅲ级推荐
骨髓检查	骨髓活检和/或穿刺，骨髓活检的病理学检查应增加 EBER 原位杂交检测（骨髓活检样本长度至少应在 1.6cm 以上）	骨髓流式细胞术检测	
其他	12 导联心电图 心脏彩超（左室射血分数）或多门控探测（MUGA）扫描 胃肠内镜检测（消化道侵犯）		

【注释】

结外 NK/T 细胞淋巴瘤，鼻型（NKTCL）最常见的发病部位是鼻腔。主要表现为鼻或面中线进行性的破坏性病变，鼻腔、鼻咽及颚部最为常见，其次为口咽、喉咽、扁桃体。鼻腔肿块引起的鼻塞、鼻腔分泌物和鼻出血是常见的首发症状。初诊时，70%~90% 的患者为Ⅰ~Ⅱ期，10%~30% 为Ⅲ~Ⅳ期。病程为侵袭性，疾病可迅速扩散至其他结外部位，主要为皮肤、胃肠道和睾丸等，但很少累及淋巴结，晚期病变常出现肝脏、脾脏肿大。对于初诊患者，应当对上述部位进行仔细的体格检查。

血浆 EBV-DNA 检测。全血并不是最佳的检测介质，全血中白细胞计数，记忆 B 细胞数量和白细胞 DNA 都有可能导致定量聚合酶链反应（PCR）检测误差。血浆检测优于全血。血浆 EBV-DNA

定量在诊断时可间接测定淋巴瘤负荷。治疗过程中，还能提示淋巴瘤对治疗反应的动态变化。在治疗结束时，EBV-DNA 对微小残留病灶做出估计，对预后有重要意义。

2　病理诊断

	I 级推荐	II 级推荐	III 级推荐
组织学检查	切取（咬取）活检或经内镜活检，典型形态表现为弥漫性异型淋巴细胞浸润和血管中心性、破坏性生长，并导致组织坏死，以及黏膜、皮肤等部位溃疡	空芯针穿刺活检	
IHC	CD20，CD3，CD56，细胞毒分子（颗粒酶 B，穿孔素，TIA-1），Ki-67，MYC，D30，PD-L1	CD2，CD4，CD5，CD7，CD8	
基因检测	EBER-ISH	*TCR* 基因重排检测有助于判断肿瘤细胞系表型，或和其他 T 细胞淋巴瘤鉴别；*DDX3X*，*ECSIT V140A*	

【注释】

随着近年来二代测序技术的应用，有研究发现部分基因与预后相关。调控 RNA 的一个重要基因 -RNA 解旋酶 *DDX3X* 基因在 NKTCL 中存在高频突变，是患者预后不良的分子标志。最新研究发现 NKTCL 患者中，*ECSIT*（evolutionarily conserved signaling intermediate in Toll pathways）基因 V140A［第 140 位缬氨酸（Val）突变为丙氨酸（Ala）］的突变，容易诱发临床噬血细胞综合征。近期，国内学者根据 NKTCL 生物学特征定义了 TSIM、MB 和 HEA 三种分子亚型，并证实了其与临床预后密切相关，对未来治疗选择有一定参考价值[1]。

3 分期和风险分层

结外鼻型 NKTCL 仍以 Ann Arbor 分期为主要原则，参照 Lugano 分期修正原则（附录 1），Ⅰ期指原发于结外部位，无区域或远处淋巴结转移；Ⅱ期指原发结外部位伴横膈同侧区域淋巴结转移；Ⅲ期指原发结外部位伴横膈两侧淋巴结转移；Ⅳ期指伴远处结外器官转移。原发结外部位广泛受侵是局部肿瘤负荷指标，是影响预后的重要因素。近年来也有学者建立了 TNM 分期，中国南方肿瘤临床研究协会（CSWOG）和亚洲淋巴瘤协作组（ALSG）提出了 CA 分期，均对 NKTCL 的治疗有一定指导作用。NKTCL 根据原发病灶不同的解剖部位，分为上呼吸消化道原发 NKTCL（upper aerodigestive tract，UAT-NKTCL）和非上呼吸消化道原发 NKTCL（non-upper aerodigestive tract，NUAT-NKTCL）两种临床亚组。前者临床常见，占 NKTCL 的 80% 以上，好发于面部中线部位，以鼻腔最常见，韦氏环（包括鼻咽、口腔及口咽）次之；NUAT-NKTCL 仅占 NKTCL 的 10%~20%，常侵犯皮肤、胃肠道、睾丸、肺脏和肝脏等，恶性程度更高，晚期患者比例高，预后差。

根据临床和生物预后因素对结外鼻型 NKTCL 进行风险分层，指导治疗和预后判断。目前，针对结外鼻型 NKTCL 风险分层的模型主要有三个：NRI、PINK 和单核苷酸多态性（signal nucleotide polymorphism，SNP）分子标签[2]，都是以现代非蒽环类化疗方案为基础，且经过大样本验证。列线图简化风险指数（nomogram-revised risk index，NRI）模型可以更好地将早期 NKTCL 分为早期低危、中低危、中高危和高危四个组，指导早期患者的风险分层治疗。局部超腔侵犯（PTI）定义为肿瘤超出原发部位，侵犯至邻近解剖结构。SNP 分子标签可降低肿瘤异质性及活检取材部位的偏差，有一定的预后及预测价值[2]。

NKTCL 预后模型

预后模型	危险因素	风险指数	风险分组
NRI	年龄 >60 岁（vs. ≤ 60 岁）	1	0 = 低危
	Ⅱ期（vs. Ⅰ期）	1	1 = 中低危
	Ⅲ ~ Ⅳ期（vs. Ⅰ期）	2	2 = 中高危
	ECOG 评分 ≥ 2（vs. 0~1）	1	3 = 高危
	LDH 增高（vs. 正常）	1	≥ 4 = 极高危
	PTI（vs. 无）	1	

NKTCL 预后模型（续）

预后模型	危险因素	风险指数	风险分组
早期调整 NRI	年龄 >60 岁（vs. ≤ 60 岁）	1	0 = 低危
	Ⅱ 期（vs. Ⅰ 期）	1	1 = 中低危
	ECOG 评分 ≥ 2（vs. 0~1）	1	2 = 中高危
	LDH 增高（vs. 正常）	1	≥ 3 = 高危
	PTI（vs. 无）	1	
PINK	年龄 >60 岁（vs. ≤ 60 岁）	1	0 = 低危
	Ⅲ~ Ⅳ期（vs. Ⅰ ~ Ⅱ期）	1	1 = 中危
	远处淋巴结受侵（vs. 无）	1	≥ 2 = 高危
	非鼻腔（vs. 鼻腔）	1	
PINK-E	年龄 >60 岁（vs. ≤ 60 岁）	1	0~1 = 低危
	Ⅲ~ Ⅳ期（vs. Ⅰ ~ Ⅱ期）	1	2 = 中危
	远处淋巴结受侵（vs. 无）	1	≥ 3 = 高危
	非鼻腔（vs. 鼻腔）	1	
	血浆 EBV-DNA 阳性（vs. 阴性）	1	

结外 NK/T 细胞淋巴瘤，鼻型

4 治疗

NKTCL 早期和晚期治疗原则完全不同，早期以放疗和化疗综合治疗为主，而晚期以化疗为主。早期结外鼻型 NKTCL 的治疗建议进行风险分层治疗。

4.1 初治 I~II 期 NKTCL 治疗策略

分期	风险分层		I 级推荐	II 级推荐	III 级推荐
IE 期	早期低危：无任何危险因素*		受累部位放疗[3-4]（2B 类）	受累部位放疗 ± 含门冬酰胺酶方案化疗（3 类）	
IE 期或 IIE 期	早期中危和高危：≥ 1 个危险因素	适合化疗	受累部位放疗序贯含门冬酰胺酶方案化疗（2A 类）或含门冬酰胺酶方案诱导化疗序贯受累部位放疗（2A 类）[5]或夹心放化疗（含门冬酰胺酶方案，非 SMILE 方案，2A 类）	含 SMILE 方案夹心化放疗（2A 类）同期放化疗（含门冬酰胺酶方案，2B 类）临床试验	
		不适合化疗	受累部位放疗（2B 类）	临床试验	

注：*.早期 NKTCL 风险分层的危险因素根据早期调整 NRI 标准决定，包括：年龄 >60 岁，LDH 增高，PTI，ECOG 评分 ≥ 2，II 期。

【注释】

P-GemOx 方案

培门冬酶 2 000~2 500IU/m², d1（建议最大单次剂量不超过 3 750IU）

吉西他滨 1 000mg/m², d1、d8

奥沙利铂 130mg/m², d1

每 21 天重复。

COEP-L 方案

CTX 750mg/m², d1

VCR 1.4mg/m², d1（最大 2mg）

VP-16 60mg/m², d1~3

PDN 100mg, d1~5

培门冬酶 2 500IU/m², d2

每 21 天重复。

LOP 方案

培门冬酶 2 500IU/m², d1

VCR 1.4mg/m², d1（最大 2mg）

PDN 100mg, d1~5

每 14~21 天重复。

改良 SMILE 方案

> 甲氨蝶呤 $2g/m^2$，连续输注 6 小时，d1
>
> 亚叶酸钙 $15mg \times 4$ 次，d2~4
>
> 异环磷酰胺 $1\ 500mg/m^2$，d2~4
>
> 美司钠 $300mg/m^2 \times 3$ 次，d2~4
>
> 地塞米松 40mg/d，d2~4
>
> 依托泊苷 $100mg/m^2$，d2~4
>
> 左旋门冬酰胺酶 $6\ 000U/m^2$，d8、d10、d12、d14、d16、d18、d20
>
> 每 28 天重复。
>
> 第 6 天开始给予粒细胞集落刺激因子直至白细胞 $>5 \times 10^9/L$。

早期 NKTCL 需要进行风险分层治疗，Ⅰ期无危险因素（年龄 <60 岁，ECOG 0~1 分，LDH 正常，Ⅰ期无原发肿瘤局部广泛侵犯），单纯放疗即可取得较好的效果，和综合治疗结果相似；单纯放疗、放疗后化疗和化疗后放疗的 5 年生存率分别为 88.8%、86.9% 和 86.3%（$P = 0.972$）。Ⅰ期伴有危险因素及Ⅱ期，放疗和化疗综合治疗是标准治疗，单纯放疗或单纯化疗都存在高的进展和复发风险。早期 NKTCL 即使诱导化疗达到完全缓解（CR），仍有很高的复发率，总生存率较综合治疗组低，因此，不推荐单纯化疗。早期 NKTCL 接受综合治疗时，有诱导化疗序贯放疗、夹心放化疗或放疗后序贯辅助化疗等，目前诱导化疗序贯放疗是临床最多选择的模式[5]；同期放化疗在日本和韩国常见，但其他国家少见，口腔黏膜炎较高。有研究认为同期放化疗与序贯化放疗疗效相当，同时有研究显示，化疗

结外 NK/T 细胞淋巴瘤，鼻型

后早放疗优于延迟放疗。晚期 NKTCL 以化疗为主，残存病灶可考虑局部加放疗。

　　放疗照射野和照射剂量是早期 NKTCL 治疗成败的关键，与肿瘤局部区域控制率和预后密切相关，早期患者推荐受累野照射和 50Gy 根治剂量[3-4]。鼻腔原发 NKTCL 局限于一侧鼻腔，未侵犯邻近器官或组织结构，临床靶区（CTV）包括双侧鼻腔、双侧前组筛窦、硬腭和同侧上颌窦内壁。肿瘤超出鼻腔时，靶区应扩大至受累的邻近器官和结构。合并上颌窦内壁受侵时，照射受侵侧整个上颌窦，前组筛窦受侵时，应包括同侧后组筛窦。如果肿瘤邻近后鼻孔或侵犯鼻咽，靶区应扩展至鼻咽。Ⅰ期鼻腔 NKTCL 不做颈预防照射，Ⅱ期需同时做双颈照射或照射中上颈淋巴结。韦氏环包括鼻咽、口咽、扁桃体和舌根，韦氏环 NKTCL 的 CTV 应包括整个韦氏环和后鼻孔，Ⅰ期可以考虑做颈淋巴结预防照射，Ⅱ期做治疗性照射[4]。推荐应用调强放射治疗技术。

　　含天冬酰胺酶的联合化疗是 NKTCL 最有效的全身化疗方案[5]。

4.2 初治Ⅲ~Ⅳ期及复发/难治 NKTCL 治疗策略

分期	Ⅰ级推荐	Ⅱ级推荐	Ⅲ级推荐
初治Ⅲ~Ⅳ期	SMILE、P-GemOx、DDGP[6]、COEP-L[7] 或 AspaMetDex 方案联合自体造血干细胞移植（2B 类）	临床试验 异基因造血干细胞移植（3 类） 姑息性放疗	
复发/难治	SMILE、P-GemOx、DDGP、LOP 或 AspaMetDex 等含左旋门冬酰胺酶（天冬酰胺酶）方案[8] 临床试验 化疗后局部进展（难治）或复发的患者推荐以放疗为主的综合挽救治疗	自体造血干细胞移植（敏感复发）（2B 类，有合适供者的前提下可考虑） 异基因造血干细胞移植（3 类） 临床试验 姑息性放疗	西达本胺（2B 类） 盐酸米托蒽醌脂质体（2B 类） 免疫检查点抑制剂[9-10]

【注释】

P-GemOx 方案

培门冬酶 2 000-2 500IU/m²，d1（建议最大单次剂量不超过 3 750IU）

吉西他滨 1 000mg/m²，d1、d8

奥沙利铂 130mg/m²，d1

每 21 天重复。

DDGP 方案

地塞米松 15mg/m²，d1~5

顺铂 20mg/m²，d1~4

吉西他滨 800mg/m²，d1、d8

培门冬酶 2 500IU/m²，d1

每 21 天重复。

AspaMetDex 方案

左旋天冬酰胺酶 6 000U/m²，d2、d4、d6、d8

甲氨蝶呤 3g/m²，d1

地塞米松 40mg/d，d1~4

每 21 天重复。

如果年龄 >70 岁，甲氨蝶呤减量至 2g/m²，地塞米松减量至 20mg。

SMILE 方案在初治Ⅲ~Ⅳ期及难治复发 NKTCL 中的疗效显著，ORR 达到 67%~77%，CR 率达 50%~66%，预计 5 年 OS 为 52.3%，4 年无病生存率为 68.2%；但该方案骨髓抑制明显，92% 患者出现 4 级中性粒细胞减少，60% 出现了 3 度及以上感染，治疗相关死亡率可高达 10%。另外一个明显的非血液学毒性是肾功能损害。因此，临床应用该方案时应有足够的支持措施，需慎重使用。调整剂量的 SMILE 方案安全性较高。AspaMetDex 方案治疗复发患者，疗效与 SMILE 相当，安全性较好。P-GemOx 方案在初治Ⅲ~Ⅳ期 NKTCL 疗效与 AspaMetDex 方案相当，但不良反应更轻，使用更简单。近年来，DDGP、COEP-L 以及 PD-1 单抗联合 P-GemOx 也取得了不错的疗效[6, 7, 9, 10]，为Ⅲ~Ⅳ期 NKTCL 提供了治疗选择。PD-L1 单抗舒格利单抗在难治复发 NKTCL 也展现出一定的抗肿瘤效果，ORR 达到 46.2%，CR 率达到 37.2%。

对于复发和难治性 NKTCL，单纯常规化疗预后差，尽管自体造血干细胞移植的确切价值仍存在争议，但多个回顾性研究表面，晚期或敏感复发患者，获高质量缓解后，可以从自体移植获益。异基因移植目前处于探索的阶段，因其治疗相关风险较大，可尝试治疗自体移植后复发的难治患者。

5   预后评估

基于中国大样本数据的 NKTCL 列线图（Nomogram）模型和列线图简化风险指数（NRI）模型，危险因素包括：年龄 >60 岁、Ann Arbor Ⅱ期和Ⅲ~Ⅳ期、原发肿瘤侵犯（primary tumor invasion，PTI）、ECOG 评分>2 和 LDH 升高。列线图可以更好地个体化预测患者的总生存率，在含左旋门冬酰胺酶化疗时代，NRI 模型预测能力优于其他预后模型，特别是可以对早期 NKTCL 进行风险分层，并指导治疗。PINK 预后模型分别从年龄是否 >60 岁、分期、是否鼻型、是否累及远处淋巴结 4 个方面评分，同时包含血浆 EBV-DNA 水平形成 PINK-E 模型。SNP 分子标签结合了分子 - 临床指标，也具有一定的预测价值[2]。国际淋巴瘤预后指数（international prognostic index，IPI）主要应用于弥漫性大 B 细胞淋巴瘤，预测 NKTCL 的预后尚不够理想。

参考文献

[1] XIONG J, CUI BW, WANG N, et al. Genomic and transcriptomic characterization of natural killer T cell lymphoma. Cancer Cell, 2020, 37 (3): 403-419.

[2] TIAN XP, MA SY, YOUNG KH, et al. A composite single-nucleotide polymorphism prediction signature for extranodal natural killer/T-cell lymphoma patients undergoing non-anthracycline-based treatment: A retrospective, international, cohort study. Blood, 2021, 138 (6): 452-463.

[3] YANG Y, CAO JZ, LAN SM, et al. Association of improved locoregional control with pro-longed survival in early-stage extranodal nasal-type natural killer/T-cell lymphoma. JAMA Oncol, 2017, 3 (1): 83-91.

[4] QI S, LI YX, SPECHT L, et al. Modern radiotherapy for extranodal nasal-type NK/T-cell lymphoma: Risk-adapted therapy, target volume and dose guidelines from the International Lymphoma Radiation Oncology Group. Int J Radiat Oncol Biol Phys, 2021, 110 (4): 1064-1081.

[5] ZHANG YC, MA SY, CAI J, et al. Sequential P-GEMOX and radiotherapy for early-stage extranodal natural killer/T-cell lymphoma: A multicenter study. Am J Hematol, 2021, 96 (11): 1481-1490.

[6] WANG XH, ZHANG L, LIU XL, et al. Efficacy and safety of a pegasparaginase-based chemotherapy regimen vs an L-asparaginase-based chemotherapy regimen for newly diagnosed advanced extranodal natural killer/T-cell lym-

结外 NK/T 细胞淋巴瘤，鼻型

phoma: A randomized clinical trial. JAMA Oncol. 2022, 8 (7): 1035-1041.

［7］ HU S, LIN N, LIU J, et al. A prospective phase Ⅱ study of pegaspargase-COEP plus radiotherapy in patients with newly diagnosed extra-nodal NK/T-cell lymphoma. Front Oncol, 2022, 12: 839252.

［8］ LIU W, YANG Y, QI S, et al. Treatment, survival, and prognosis of advanced-stage natural killer/T-cell lymphoma: An analysis from the china Lymphoma Collaborative Group. Front Oncol, 2021, 10: 583050.

［9］ CAI J, LIU PP, HUANG HQ, et al. Combination of anti-PD-1 antibody with P-GEMOX as a potentially effective immunochemotherapy for advanced natural killer/T cell lymphoma. Sig Transduct Target Ther, 2020, 5 (1): 289.

［10］ TAO R, FAN L, SONG Y, et al. Sintilimab for relapsed/refractory extranodal NK/T cell lymphoma: A multicenter, single-arm, phase 2 trial (ORIENT-4). Signal Transduct Target Ther, 2021, 6 (1): 365.

结外 NK/T 细胞淋巴瘤，鼻型

伯基特淋巴瘤

1 治疗前评估

	Ⅰ级推荐	Ⅱ级推荐	Ⅲ级推荐
常规检查	完整的病史采集 体格检查：一般状况、全身皮肤、浅表淋巴结、肝、脾和腹部肿块 B 症状评估 体能状态评估（ECOG 体能评分）		
实验室检查	全血细胞计数、尿常规、便常规 血生化全项 乙肝五项、HBV DNA 及 HIV	脑脊液检查	
影像学检查	颈部、胸部、腹部、盆腔增强 CT PET/CT 心电图、心脏超声 中枢神经系统（CNS）受累行 MRI		浅表淋巴结和腹部盆腔超声
骨髓检查	骨髓穿刺和活检	腰椎穿刺	
分期	Lugano 分期	儿童患者可采用 St.Jude/Murphy 分期系统	

2 病理诊断

	I 级推荐	II 级推荐	III 级推荐
获取组织的方式	可疑淋巴结或结外病灶完整切除或切取活检 骨髓穿刺及活检	空芯针穿刺活检	
IHC	CD20, CD3, CD10, Ki-67, BCL2, BCL6, MYC, IRF4/MUM1 TP53	TdT	
流式细胞术		κ/λ, CD45, CD20, CD3, CD5, CD19, CD10, TdT	
遗传学及基因检测	t（8；14）（q24；q32）； FISH 检测 MYC 基因重排	BCL2、BCL6 基因重排检测、EBER-ISH，11q 异常检测	

【注释】

伯基特（Burkitt）淋巴瘤（BL）是高度侵袭性的非霍奇金淋巴瘤（NHL），常发生在结外部位或表现为急性白血病。BL 恶性程度极高，细胞倍增周期很短，生长迅速，若不及时治疗，患者可在数个月内死亡。病变可累及全身各组织器官，中枢神经系统是 BL 常继发累及的部位。确诊必须依赖活检病理、临床特点、细胞形态学、免疫表型和遗传学改变综合判断。

最近发表的成人 BL-IPI 包含了 4 个独立不良预后因素：年龄 ≥ 40 岁，ECOG 评分 ≥ 2 分，LDH

水平>3×ULN 和 CNS 受累。低风险组（0 个危险因素）、中风险组（1 个危险因素）和高风险组（≥2 个危险因素）。3 个不同风险组患者的 3 年 PFS 率分别为 92%、72% 和 53%（P<0.000 1）；3 年 OS 率分别为 96%、76% 和 59%（P<0.000 1）。

3　分期

参照 2014 年 Lugano 分期标准（附录 1）。

4　治疗

分层	Ⅰ级推荐	Ⅱ级推荐	Ⅲ级推荐
低危 LDH 正常；Ⅰ期且腹部病灶完全切除，或者单个腹外病灶直径 <10cm	剂量调整的 EPOCH 方案（需甲氨蝶呤鞘内注射）+ 利妥昔单抗（2A 类） CODOX-M + 利妥昔单抗[1-4]（2A 类） Hyper CVAD/MA 方案 + 利妥昔单抗[5-6]（2A 类）		

分层	Ⅰ级推荐	Ⅱ级推荐	Ⅲ级推荐
高危 Ⅰ期合并腹部大肿块，或者单个腹外病灶直径 >10cm，或Ⅱ~Ⅳ期	剂量调整的 EPOCH 方案（需甲氨蝶呤鞘内注射）+ 利妥昔单抗（2A 类） CODOX-M 与 IVAC 交替方案 + 利妥昔单抗（2A 类） Hyper CVAD/MA 方案 + 利妥昔单抗（2A 类）		
未达到完全缓解或复发	二线方案：R-EPOCH；R-ICE[8-9]；R-IVAC；R-GDP（2A 类）	联合自体或异基因造血干细胞移植 最佳支持治疗（2A 类） 姑息治疗（2A 类）	

【注释】

　　成人 BL 采用常规的 R-CHOP 方案疗效欠佳，目前常使用短期、多药物、剂量强化的化疗联合方案联合中枢神经系统治疗（参考成人或儿童急性淋巴细胞白血病方案），获得了非常好的疗效，大部分患者可以长期生存，使得治愈成为可能。鉴于 BL 的高增殖性，化疗的同时需给予积极的支持治疗（调整化疗剂量，充分的水化、碱化），以预防肿瘤溶解综合征。自体造血干细胞移植可延长患者的生存期。放疗在伯基特淋巴瘤中的作用有限。

常用化疗方案：

CODOX-M 与 IVAC 交替方案 + 利妥昔单抗

利妥昔单抗 375mg/m^2 第 0 天。

A 方案：CODOX-M			
环磷酰胺	800mg/m^2	i.v.	第 1 天
	200mg/m^2	i.v.	第 2~5 天
长春新碱	1.5mg/m^2 最大 2mg	i.v.	第 1，8 天
多柔比星	40mg/m^2	i.v.	第 1 天
泼尼松	60mg/（m^2·d）	p.o.	第 1~7 天
甲氨蝶呤	1 200mg/m^2	i.v.	第 10 天，1 小时内
	240mg/（m^2·h）	i.v.	第 10 天，第 2~24 小时

注：甲氨蝶呤需四氢叶酸钙解救；需 G-CSF 支持。

CNS 预防			
阿糖胞苷	70mg	i.t.	第 1, 3 天
甲氨蝶呤	12mg	i.t.	第 15 天
B 方案: IVAC			
异环磷酰胺	$1\,500mg/m^2$	i.v.	第 1~5 天
依托泊苷	$60mg/m^2$	i.v.	第 1~5 天
阿糖胞苷	$2\,000mg/m^2$	q.12h. i.v.	第 1、2 天 (共 4 次)

注: 需 G-CSF 支持, 异环磷酰胺需美司钠解救。

CNS 预防			
甲氨蝶呤	12mg	i.t.	第 5 天

注: 低危组使用 A 方案 3 个周期, 高危组 A, B 方案交替共 4 个周期。

伯基特淋巴瘤

Hyper CVAD 方案 + 利妥昔单抗

利妥昔单抗 375mg/m² 第 0 天。

A 方案：第 1，3，5，7 疗程			
环磷酰胺	300mg/m²	i.v. 3h q.12h.	第 1~3 天
长春新碱	1.5mg/m² 最大 2mg	i.v.	第 4，11 天
多柔比星	50mg/m²	i.v.	第 4 天
地塞米松	40mg	i.v. 或 p.o.	第 1~4 天 第 11~14 天

注：环磷酰胺需美司钠解救。需 G-CSF 支持。

B 方案：第 2，4，6，8 疗程			
甲氨蝶呤	1 000mg/m²	i.v.	第 1 天（持续 24 小时）
阿糖胞苷	3 000mg/m²	q.12h. i.v.	第 1，2 天（共 4 次）

注：需 G-CSF 支持。

伯基特淋巴瘤

CNS 预防：每疗程第 2 天给予鞘内治疗：甲氨蝶呤 12mg；第 7 天阿糖胞苷 40mg，共 16 次。

CNS 治疗：CNS 侵犯的患者每周鞘内化疗 2 次，直至脑脊液恢复正常，此后每周 1 次，连用 4 周。

剂量调整的 EPOCH 方案 + 利妥昔单抗

利妥昔单抗 375mg/m^2 第 0 天

每疗程 21 天，共 6~8 疗程			
长春新碱	0.4mg/m^2	i.v. 持续 24 小时	第 1~4 天
多柔比星	10mg/m^2	i.v. 持续 24 小时	第 1~4 天
依托泊苷	50mg/m^2	i.v. 持续 24 小时	第 1~4 天
环磷酰胺	750mg/m^2	i.v.	第 5 天
泼尼松	60mg/m^2	p.o.	第 1~5 天

注：第 6 天开始，给予 G-CSF 支持治疗直至中性粒细胞 $\geq 5.0 \times 10^9$/L。

[**剂量调整方案**] 每周监测血常规 2 次。每疗程后中性粒细胞 $\geq 0.5 \times 10^9$/L，下一疗程环磷酰胺、多柔比星和依托泊苷剂量提高 20%，每疗程 1~2 次中性粒细胞计数 <0.5×10^9/L，下一疗程维持原剂量。每疗程 3 次或 3 次以上 <0.5×10^9/L，下一疗程上述 3 种药物的剂量减少 20%，每疗程 1 次或以上血小板计数 <25×10^9/L，下一疗程上述 3 种药物的剂量减少 20%。

伯基特淋巴瘤

参考文献

[1] NOY A, LEE J Y, CESARMAN ENOY A, et al. AMC 048: Modified CODOX-M/IVAC-rituximab is safe and effective for HIV-associated Burkitt lymphoma. Blood, 2015, 126 (2): 160-166.

[2] MEAD G M, SYDES M R, WALEWSKI J, et al. An international evaluation of CODOX-M and CODOX-M alternating with IVAC in adult Burkitt's lymphoma: Results of United Kingdom Lymphoma Group LY06 study. Ann Oncol, 2002, 13: 1264-1274.

[3] BARNES J A, LACASCE A S, FENG Y, et al. Evaluation of the addition of rituximab to CODOX-M/IVAC for Burkitt's lymphoma: A retrospective analysis. Ann Oncol, 2011, 22: 1859-1864.

[4] EVENS AM, CARSON KR, KOLESAR J, et al. A multicenter phase Ⅱ study incorporating high-dose rituximab and liposomal doxorubicin into the CODOX-M/IVAC regimen for untreated Burkitt's lymphoma. Ann Oncol, 2013, 24: 3076-3081.

[5] THOMAS DA, FADERL S, O'BRIEN S, et al. Chemoimmunotherapy with hyper-CVAD plus rituximab for the treatment of adult Burkitt and Burkitt-type lymphoma or acute lymphoblastic leukemia. Cancer, 2006, 106: 1569-1580.

[6] THOMSA DA, KANTARJIAN HM, CORTES J, et al. Long-term outcome after hyper-CVAD and rituximab chemoimmunotherapy for Burkitt (BL) or Burkitt-like (BLL) leukemia/lymphoma and mature B-cell acute lymphocytic leukemia (ALL). Blood, 2008, 112: Abstract 1929.

[7] DUNLEAVY K, PITTALUGA S, SHOVLIN M, et al. Low-intensity therapy in adults with Burkitt's lymphoma. N Engl J Med, 2013, 369: 1915-1925.

[8] GRIFFIN TC, WEITZMAN S, WEINSTEIN H, et al. A study of rituximab and ifosfamide, carbopla-tin, and etoposide

chemotherapy in children with recurrent/refractory B-cell (CD20⁺) non-Hodgkin lymphoma and mature B-cell acute lymphoblastic leukemia: A report from the Children's Oncology Group. Pediatr Blood Cancer, 2009, 52: 177-181.

[9] ADAM J. OLSZEWSKI, LASSE H, et al. Burkitt lymphoma international prognostic index. J Clin Oncol, 2021, 27: JCO2003288.

伯基特淋巴瘤

霍奇金淋巴瘤

1 治疗前评估

	Ⅰ级推荐	Ⅱ级推荐	Ⅲ级推荐
常规检查	病史：B 症状（发热、夜间盗汗、体重 6 个月减轻超过 10%），疾病相关症状（疲乏、瘙痒、饮酒后疼痛） 体格检查（包括 PS 评分）		
实验室检查	全血细胞计数、血沉（ESR） 肝功能、肾功能、乳酸脱氢酶（LDH）、C 反应蛋白（CRP）、碱性磷酸酶（ALP） HBV 表面抗原/抗体和核心抗体、HBV-DNA 及 HCV、HIV		
影像学检查	PET/CT 全身增强 CT 心电图、心脏超声、肺功能检查		浅表淋巴结和腹部超声
骨髓检查		骨髓穿刺和活检（若行 PET/CT 检查可不选择）	

2 病理诊断

	I 级推荐	II 级推荐	III 级推荐
活检方式	病变淋巴结或结外病灶切除或切取活检；骨髓穿刺及活检	淋巴结或结外病灶空芯针穿刺活检	
组织形态学	初步区分经典型和结节性淋巴细胞为主型，并注意和富于 T 细胞与组织细胞的大 B 细胞淋巴瘤、间变性大细胞淋巴瘤、外周 T 细胞淋巴瘤等类型鉴别		
IHC	经典型霍奇金淋巴瘤（CHL）： CD45, CD20, PAX5, BOB.1, Oct-2, CD3, CD30, CD15, EBV-LMP1 或 EBER-ISH, Ki-67 [a] 结节性淋巴细胞为主型霍奇金淋巴瘤（NLPHL）： CD45, CD20, PAX5, BOB.1, Oct-2, CD3, CD30, CD15, EBV-LMP1 或 EBER-ISH, EMA, IgD, Ki-67 [a]		

注释： a CHL 典型表型：CD45[-]，CD20[-]（或异质性阳性）、PAX5（弱阳性）、BOB.1 和 Oct-2 至少一个失表达，CD30[+]，CD15[+/-]，LMP1[+/-] 或 EBER[+/-]；NLPHL 典型表型：CD45[+]，CD20[+]，PAX5[+]，BOB.1 和 Oct-2 均阳性，EMA[+/-]，IgD[+/-]，CD30[-]，CD15[-]，LMP1[-] 或 EBER[-]。

3 分期

参照 2014 年 Lugano 分期标准，见附录 1。

4 治疗

4.1 经典型霍奇金淋巴瘤

Ⅰ~Ⅱ期经典型霍奇金淋巴瘤根据有无不良预后因素，分为预后良好及预后不良组，不良因素见预后评估。Ⅲ~Ⅳ期国际预后评分（international prognostic score，IPS）的不良预后因素见预后评估。

分期	分层	Ⅰ级推荐	Ⅱ级推荐	Ⅲ级推荐
Ⅰ~Ⅱ期	预后良好	ABVD×2~4周期+RT（20Gy）（1A类）或 ABVD×2周期+增强剂量BEACOPP×2周期+RT（30Gy）（1A类）		
	预后不良	ABVD×4周期+RT（30Gy）（1A类）或 ABVD×2周期+增强剂量BEACOPP×2周期+RT（30Gy）（1A类）	增强剂量BEACOPP×2周期+ABVD×2周期±RT（30Gy）（≤60岁）（1B类）	
Ⅲ~Ⅳ期		ABVD×6周期±RT（1A类）或增强剂量BEACOPP×4~6周期±RT（1A类）或 ABVD×2周期+AVD×4周期（1A类）或A（维布妥昔单抗）+AVD×6周期±RT（1A类）	ABVD×2周期+增强剂量BEACOPP×4周期±RT（2B类）	

【注释】

经典型霍奇金淋巴瘤依据分期及有无预后不良因素进行分层治疗。Ⅰ~Ⅱ期霍奇金淋巴瘤的治疗原则是以化疗联合放疗为主的综合治疗，单纯化疗的整体预后仍较好，但疗效未能证实不劣于联合治疗，故适用于放疗长期毒性风险超过疾病短期控制获益的患者。根据有无不良预后因素，分为预后良好组和预后不良组。预后良好组：2~4 个周期 ABVD 方案化疗联合放疗是标准治疗。2 个周期 ABVD 方案化疗后序贯 20Gy 放疗为合适的治疗选择。基于 PET/CT 中期疗效评价，2 个周期 ABVD 方案化疗后 PET/CT 阴性者，继续给予 ABVD 方案 1~2 个周期后行放疗 20Gy，而 PET/CT 阳性者行增强剂量的 BEACOPP 方案化疗 2 个周期及 30Gy 放疗。预后不良组：4 个周期 ABVD 方案化疗联合 30Gy 放疗是标准治疗。若 2 个周期 ABVD 方案化疗后进行中期 PET/CT 评价，则 PET/CT 阴性者，再继续 ABVD 方案化疗 2 个周期后行放疗（30Gy），而 PET/CT 阳性者，改为增强剂量的 BEACOPP 方案化疗 2 个周期及放疗（30Gy）。HD17 研究结果证实，对于新诊断的、早期、预后不良的霍奇金淋巴瘤患者（≤60 岁），接受 2 个周期增强剂量 BEACOPP 和 2 个周期 ABVD 方案后，若 PET/CT 为阴性，可省略巩固放疗，而无相关的疗效降低[1]。

Ⅲ~Ⅳ期经典型霍奇金淋巴瘤的治疗原则通常为化疗，局部放疗仅限于化疗后残存病灶超过 2.5cm 以上者。小于 60 岁的年轻患者可给予 ABVD 方案化疗 6 个周期，或增强剂量的 BEACOPP 方案 4~6 个周期，可联合或不联合局部放疗。ABVD 方案化疗后中期 PET/CT 检查推荐在化疗 2 个周期后进行，若检查结果为阴性，则后续 4 个周期可采用 AVD 方案进行化疗，尤其适用于老年及应用博来霉素肺毒性风险明显增加的患者[2]。若检查结果为阳性，可行 ABVD 或增强剂量 BEACOPP 方案化疗 4 个周期，但有研究结果证实更换为增强剂量 BEACOPP 方案的预后优于 ABVD 方案。ECHELON-1 研究显示 6 个周期 A（维布妥昔单抗）-AVD 方案与标准 ABVD 方案相比，改善了 2 年的 PFS，减少了肺毒性[3]，故对于老年及肺功能不良的患者可作为治疗选择。增强剂量 BEACOPP 方案化疗后中期 PET/CT 检查推荐在化疗 2 个周期后进行，若检查结果为阴性，则继续 BEACOPP 方案化疗 2 个周期（共 4 个周期），若检查结果为阳性，则再进行 BEACOPP 方案化疗 4 个周期（共 6 个周期）。若一线治疗疗效未达到 CR 者，适合行自体造血干细胞移植挽救治疗。增强剂量的 BEACOPP 方案对于年龄超过 60 岁的老年患者增加了治疗相关死亡，因此推荐 ABVD 方案为老年患者的标准治疗方案。

值得注意的是，在 ABVD 方案中，由于目前国内没有长春花碱，我们一般用长春新碱来替代。但是我们应该避免将维布妥昔单抗和长春新碱联用以免加重周围神经病变。

常用化疗方案：

ABVD 方案（每 28 天重复）

药物	剂量	用法	时间
多柔比星（ADM）	25mg/m²	i.v.	d1、15
博来霉素（BLM）	10mg/m²	i.v.	d1、15
长春花碱（VLB）	6mg/m²	i.v.	d1、15
达卡巴嗪（DTIC）	375mg/m²	i.v.	d1、15

A+AVD 方案（每 28 天重复）

药物	剂量	用法	时间
维布妥昔单抗（BV）	1.2mg/kg	i.v.	d1、15
多柔比星（ADM）	25mg/m²	i.v.	d1、15
长春花碱（VLB）	6mg/m²	i.v.	d1、15
达卡巴嗪（DTIC）	375mg/m²	i.v.	d1、15

霍奇金淋巴瘤

增强剂量 BEACOPP 方案（每 21 天重复）

药物	剂量	用法	时间
博来霉素（BLM）	$10mg/m^2$	i.v.	d8
依托泊苷（VP-16）	$200mg/m^2$	i.v.	d1~3
多柔比星（ADM）	$35mg/m^2$	i.v.	d1
环磷酰胺（CTX）	$1\,250mg/m^2$	i.v.	d1
长春新碱（VCR）	$1.4mg/m^2$（最大 2mg）	i.v.	d8
丙卡巴肼（PCB）	$100mg/m^2$	p.o.	d1~7
泼尼松（PDN）	$40mg/m^2$	p.o.	d1~14

第 8 天起应用 G-CSF 支持治疗。

4.2 复发 / 难治性经典型霍奇金淋巴瘤

分层	Ⅰ级推荐	Ⅱ级推荐	Ⅲ级推荐
符合移植条件	二线挽救化疗 + 大剂量化疗联合自体造血干细胞移植（1A 类）	信迪利单抗、替雷利珠单抗、卡瑞利珠单抗、纳武利尤单抗、帕博利珠单抗、赛帕利单抗、派安普利单抗（3 类）或维布妥昔单抗（2B 类）	卡瑞利珠单抗 + 地西他滨（3 类）或维布妥昔单抗 + 纳武利尤单抗（3 类）或 PD-1 单抗 + 二线挽救化疗（3 类）或维布妥昔单抗 + 二线挽救化疗（3 类）
不符合移植条件	二线挽救化疗（2A 类）或信迪利单抗、替雷利珠单抗、卡瑞利珠单抗、赛帕利单抗、派安普利单抗（2B 类）或维布妥昔单抗（2B 类）	纳武利尤单抗、帕博利珠单抗（3 类）	苯达莫司汀（3 类）、来那度胺（3 类）、依维莫司（3 类）、卡瑞利珠单抗 + 地西他滨（3 类）或维布妥昔单抗 + 纳武利尤单抗（3 类）或 PD-1 单抗 + 二线挽救化疗（3 类）或维布妥昔单抗 + 二线挽救化疗（3 类）临床试验（3 类）

复发/难治性经典型霍奇金淋巴瘤的治疗首选二线挽救方案化疗后进行大剂量化疗联合自体造血干细胞移植。对于接受自体造血干细胞移植且移植后复发风险较高的患者（原发难治性霍奇金淋巴瘤；一线治疗后 12 个月内复发或存在结外病变等），维布妥昔单抗维持治疗可以延长患者 PFS。免疫检查点抑制剂通常被推荐用于：基于合并症或首次挽救化疗失败的不适合移植的复发/难治性经典型霍奇金淋巴瘤患者，以及大剂量化疗联合自体造血干细胞移植后复发的患者[4-5]。KEYNOTE-204 研究证实，在复发/难治性经典型霍奇金淋巴瘤患者中，帕博利珠单抗疗效优于维布妥昔单抗，所有亚组的 PFS 均显示出具有临床意义的显著改善[6]。卡瑞利珠单抗联合地西他滨治疗复发/难治性经典型霍奇金淋巴瘤的 CR 为 71%，即使对于 PD-1 抗体单药治疗进展的患者，卡瑞利珠单抗联合地西他滨后也获得了较好的缓解[7]。此外，小样本的研究证实 PD-1 单抗或维布妥昔单抗联合二线挽救化疗（如 GVD、ICE、DHAP 等）治疗复发/难治性经典型霍奇金淋巴瘤能够获得更高的完全缓解率，使得更多的患者过渡到自体造血干细胞移植，从而改善预后，但仍需要长时间的随访确定疾病缓解的持续性及联合治疗后的安全性[8]。一项 I/II 期临床研究揭示了抗 CD30 CAR-T 细胞治疗复发/难治性霍奇金淋巴瘤的疗效，在 31 例接受氟达拉滨为基础的预处理的患者中 ORR 72%，CR 率 59%，1 年 PFS 为 36%，1 年 OS 率为 94%[9]。自体造血干细胞移植后复发且仍对化疗敏感的年轻患者，可考虑行异基因造血干细胞移植治疗。

4.3 结节性淋巴细胞为主型霍奇金淋巴瘤

结节性淋巴细胞为主型霍奇金淋巴瘤的治疗，除无临床不良预后因素的 I A 期患者可采用单纯放疗（30Gy）外，其余各期的治疗均参照经典型霍奇金淋巴瘤的治疗原则，由于该类型肿瘤细胞 CD20 表达阳性，因此可采用化疗 ± 利妥昔单抗 ± 放疗治疗，化疗方案可选择 ABVD、CHOP、CVP 方案。对疑似复发者推荐重新进行活检以排除转化为侵袭性淋巴瘤的可能，复发时病变局限者可应用利妥昔单抗单药治疗，病灶广泛者可选择利妥昔单抗联合二线挽救方案治疗。转化为弥漫性大 B 细胞淋巴瘤患者的治疗参考相应章节。

4.4　老年经典型霍奇金淋巴瘤

老年经典型霍奇金淋巴瘤患者常伴有合并症，通常无法耐受强治疗方案，且临床试验数据有限，目前治疗策略需要兼顾疗效及安全性。由于 ABVD 方案可能会导致较高的治疗相关毒性发生率以及死亡率，只在部分或选择的患者中应用；肺部基础疾病的老年患者应尽量避免使用博来霉素来降低肺毒性的发生。

5　疗效评价

霍奇金淋巴瘤的疗效评价主要依据 2014 年 Lugano 疗效评价标准（附录 2），推荐 PET/CT 或者全身增强 CT 扫描检查评估。PET/CT 采用 Deauville 评分系统进行评估，Deauville 1~2 分为 PET 阴性，4~5 分为 PET 阳性，在一些情况下 3 分视为阴性，但在基于中期 PET/CT 评价进行降级治疗时 3 分应判定为阳性。对于 PET/CT 的中期评价，Ⅰ~Ⅳ期均建议在 ABVD 方案或增强剂量的 BEACOPP 方案化疗 2 个周期后进行，其意义在于及时、准确地评价预后，特别是在疾病治疗早期，能够识别出那些治疗敏感的患者（PET/CT 阴性），以减少化疗周期及强度，减轻不良反应。

AHL2011 研究结果表明，对于早期治疗反应良好的患者，治疗过程中可根据 PET 结果将 BEACOPP escalated 方案减剂量为 ABVD 方案，减轻了不良反应，而不影响治疗效果[10]。III~IV期患者建议化疗结束后再行 PET/CT 检查确认疗效，若 PET/CT 为阴性，则进入观察随访期，若 PET/CT 显示残存肿瘤超过 2.5cm，则建议行局部放疗。

6 预后评估

6.1 I~II期霍奇金淋巴瘤不良预后因素

预后因素	EORTC	GHSG	NCCN
年龄	≥ 50 岁		
ESR 和 B 症状	>50mm/h 且无 B 症状； >30mm/h 且有 B 症状	>50mm/h 且无 B 症状； >30mm/h 且有 B 症状	≥ 50mm/h 或有 B 症状
纵隔大肿块	MTR>0.35	MMR>0.33	MMR>0.33
受累淋巴结区数	>3	>2	>3
结外病灶		有	
大肿块直径			>10cm

注：EORTC. 欧洲癌症研究与治疗组织；GHSG. 德国霍奇金淋巴瘤研究组；NCCN. 美国国立综合癌症网络；MMR. 肿块最大径 / 胸腔最大径；MTR. 肿块最大径 / 胸腔 T5/6 水平横径。

6.2 III ~ IV期霍奇金淋巴瘤国际预后评分（International Prognostic Score，IPS）

白蛋白 <40g/L；血红蛋白 <105g/L；男性；年龄 ≥ 45 岁；IV期病变；白细胞 ≥ 15 × 10⁹/L；淋巴细胞占白细胞比例 <8% 和 / 或计数 <0.6 × 10⁹/L。

参考文献

[1] BORCHMANN P, PLUTSCHOW A, KOBE C, et al. PET-guided omission of radiotherapy in early-stage unfavour-able Hodgkin lymphoma (GHSG HD17): A multicentre, open-label, randomised, phase 3 trial. Lancet Oncol, 2021, 22 (2): 223-234.

[2] JOHNSON P, FEDERICO M, KIRKWOOD A, et al. Adapted treatment guided by interim PET/CT scan in advanced Hodgkin's lymphoma. N Engl J Med, 2016, 374: 2419-2429.

[3] CONNORS JM, JURCZAK W, STRAUS DJ, et al. Brentuximab vedotin with chemotherapy for stage III or IV Hodgkin's lymphoma. N Engl J Med, 2018, 378: 331-344.

[4] SHI Y, SU H, SONG Y, et al. Safety and activity of sintilimab in patients with relapsed or refractory classical Hodgkin lymphoma (ORIENT-1): A multicenter, single-arm, phase 2 trial. Lancet Haematol, 2019, 6 (1): e12-e19.

[5] SONG Y, WU J, CHEN X, et al. A single-arm, multicenter, phase II study of camrelizumab in relapsed or refractory classical Hodgkin Lymphoma. Clin Cancer Res, 2019, 25 (24): 7363-7369.

[6] KURUVILLA J, RAMCHANDREN R, SANTORO A, et al. Pembrolizumab versus brentuximab vedotin in relapsed or refractory classical Hodgkin lymphoma (KEYNOTE-204): An interim analysis of a multicentre, randomised, open-label, phase 3 study. Lancet Oncol, 2021, 22 (4): 512-524.

［7］ NIE J, WANG C, LIU Y, et al. Addition of low-dose decitabine to anti-PD-1 antibody camrelizumab in relapsed/ refractory classical Hodgkin lymphoma. J Clin Oncol, 2019, 37 (17): 1479-1489.

［8］ MOSKOWITZ AJ, SHAH G, SCHODER H, et al. Phase II trial of pembrolizumab plus gemcitabine, vinorelbine, and liposomal doxorubicin as second-line therapy for relapsed or refractory classical Hodgkin lymphoma. J Clin Oncol, 2021, 39 (28): 3109-3117.

［9］ RAMOS CA, GROVER NS, BEAVEN AW, et al. Anti-CD30 CAR-T cell therapy in relapsed and refractory Hodgkin lymphoma. J Clin Oncol, 2020, 38 (32): 3794-3804

［10］ CASASNOVASRO, BOUABDALLAH R, BRICE P, et al. PET-adapted treatment for newly diagnosed advanced Hodgkin lymphoma (AHL2011): A randomized multicenter non-inferiority phase 3 study. Lancet Oncol, 2019, 20 (2): 202-215.

霍奇金淋巴瘤

慢性淋巴细胞性白血病

1 治疗前评估

I 级推荐	II 级推荐	III 级推荐
病史和体格检查、体能状态	网织红细胞计数	
全血细胞计数和血细胞分类	胆红素、Coombs 试验	
外周血淋巴细胞免疫分型	骨髓穿刺 + 活检	
血生化（包括 LDH，肝肾功、电解质）	常规染色体核型分析（CpG + IL2 刺激）	
血清 β_2 微球蛋白	血清免疫球蛋白（IgG，IgM，IgA）	
外周血淋巴细胞分子遗传学（FISH）检查	颈胸腹盆增强 CT	
TP53 突变状态	PET/CT	
IGHV 突变状态	心电图，超声心动图	
感染指标（HBV/HCV/HIV）		

慢性淋巴细胞性白血病

【注释】

慢性淋巴细胞性白血病（chronic lymphocytic leukemia，CLL）是主要发生在中老年人群的一种成熟 B 淋巴细胞克隆增殖性肿瘤，以淋巴细胞在外周血、骨髓、脾脏和淋巴结聚集为特征。WHO 对造血系统肿瘤的分类中，将 CLL 定义为白血病样的淋巴细胞肿瘤，其白血病表现是唯一与小淋巴细胞淋巴瘤（small lymphocytic lymphoma，SLL）的不同之处。根据上述定义，CLL 均为 B 细胞来源，而以前的所谓 T-CLL 现在被称为 T- 幼淋巴细胞淋巴瘤（T-PLL）。

CLL 治疗前必须对患者进行全面评估。评估的内容如下。①病史和体格检查：特别是淋巴结（包括咽淋巴环和肝、脾大小）；②体能状态：ECOG 和 / 或疾病累积评分表（CIRS）评分；③ B 症状：盗汗、发热、体重减轻；④血常规和外周血形态分析：包括白细胞计数及分类、血小板计数、血红蛋白等，贫血时加做网织红细胞计数；注意外周血形态分析中幼淋细胞的比例；⑤外周血免疫分型：用于 CLL 的诊断；⑥血清生化检测，包括肝肾功能、电解质、LDH、β_2-MG、免疫球蛋白，有溶血时加做 Coombs 试验、胆红素；⑦ FISH 检测 17p–，条件允许可检测 11q–，+12，13q– 与套细胞淋巴瘤鉴别时需 FISH 检测 t（11；14）；⑧ *TP53* 测序，*IgHV* 突变检测；⑨常规染色体核型分析（CpG 刺激）；⑩骨髓活检 ± 涂片：并非诊断 CLL/SLL 所必需，推荐在非典型病例的诊断，或鉴别血细胞减少原因时进行；感染筛查：HBV、HCV、HIV、梅毒检测；颈、胸、腹、盆腔增强 CT 检查、PET/CT 等。PET/CT 有助于判断是否发生组织学转化并指导活检部位（摄取最高部位）；心电图、超声心动图检查（拟采用 BTKi 或蒽环类或蒽醌类药物治疗时）。

2 诊断

	Ⅰ级推荐	Ⅱ级推荐	Ⅲ级推荐
血常规	外周血单克隆 B 淋巴细胞 ≥ 5 × 10⁹/L		
外周血免疫分型	CD19⁺、CD5⁺、CD23⁺、CD200⁺、CD10⁻、FMC7⁻、Cyclin D1⁻、CD43⁺/⁻;表面免疫球蛋白(sIg)、CD20 及 CD79b 弱表达(dim)		
外周血涂片	小的、形态成熟的淋巴细胞显著增多,涂抹细胞易见		
FISH 检测		t(11;14)鉴别套细胞淋巴瘤	
骨髓/淋巴结活检	免疫组化检测 CD20、PAX5、CD10、Cyclin D1,SOX11,CD3、CD5、CD23、LEF1、Ki-67		

【注释】

达到以下 3 项标准可以诊断 CLL:①外周血单克隆 B 淋巴细胞(CD19⁺ 细胞)计数 ≥ 5 × 10⁹/L,且持续至少 3 个月。②外周血涂片中特征性的表现为小的、形态成熟的淋巴细胞显著增多,其细胞质少、核致密、核仁不明显、染色质部分聚集。③典型的免疫表型：CD19$^+$、CD5$^+$、CD23$^+$、CD43$^{+/-}$、CD10$^-$、Cyclin D1$^-$、CD200$^+$；表面免疫球蛋白（sIg）、CD20 及 CD79b 弱表达（dim）。流式细胞学确认 B 细胞的克隆性，即 B 细胞表面限制性表达 κ 或 l 轻链或 >25% 的 B 细胞 sIg 不表达。对于骨髓侵犯造成血细胞减少，但外周血单克隆 B 淋巴细胞<5×10^9/L 的患者，2018 年更新的国际 CLL 工作组标准仍诊断为 CLL[1]。国内绝大多数专家也认为这种情况在排除其他原因导致的血细胞减少后，其临床意义及治疗同 CLL，因此应诊断为 CLL。

单克隆 B 淋巴细胞增多症（MBL）：是指健康个体外周血长期存在低水平的单克隆 B 淋巴细胞。诊断标准：①B 细胞克隆性异常持续存在 3 个月以上；②外周血单克隆 B 淋巴细胞 <5×10^9/L；③无肝、脾、淋巴结肿大（所有淋巴结长径均 <1.5cm）；④无贫血及血小板减少；⑤无慢性淋巴增殖性疾病（CLPD）的其他临床症状。每年 1%~2% 的 MBL 进展为需要治疗的 CLL。

分子生物学标志物的检测可提供患者预后相关的信息：如 IGHV 野生型、TP53 基因缺失或突变均提示预后不良。CLL 患者需进行 FISH 检测 del（13q）、+12、del（11q）、del（17p），以及 TP53、IGHV 以帮助判断预后和指导治疗，条件允许时可进一步完善 NOTCH1、SF3B1、BIRC3 等基因突变。

3 分期

　　临床上对于 CLL 广泛应用 Rai 和 Binet 两种临床分期系统。这两种分期均仅依赖体格检查和简单实验室检查，不需要进行超声、CT 或 MRI 扫描等影像学检查。

分期	定义
Binet 分期	
Binet A	HGB ≥ 100g/L，PLT ≥ 100 × 10⁹/L，<3 个淋巴区域
Binet B	HGB ≥ 100g/L，PLT ≥ 100 × 10⁹/L，≥ 3 个淋巴区域
Binet C	HGB<100g/L 和 / 或 PLT<100 × 10⁹/L
Rai 分期	
低危	
Rai 0	仅 MBC ≥ 5 × 10⁹/L
中危	
Rai Ⅰ	MBC ≥ 5 × 10⁹/L+ 淋巴结肿大
Rai Ⅱ	MBC ≥ 5 × 10⁹/L+ 肝和 / 或脾肿大 ± 淋巴结肿大
高危	
Rai Ⅲ	MBC ≥ 5 × 10⁹/L+HGB<110g/L ± 淋巴结 / 肝 / 脾肿大
Rai Ⅳ	MBC ≥ 5 × 10⁹/L+PLT<100 × 10⁹/L ± 淋巴结 / 肝 / 脾肿大

　　注：淋巴区域（共计 5 个区域）.头颈及韦氏环、腋下（单侧或双侧均计为 1 个区域）、腹股沟（单侧或双侧均计为 1 个区域）、肝、脾。MBC.单克隆 B 淋巴细胞计数。免疫性血细胞减少不作为分期的标准。

SLL 采用 Lugano 分期（Lungano 改良的 Ann Arbor 分期）

分期	受累部位	结外受累
局限期		
Ⅰ期	1 个淋巴结或 1 组邻近淋巴结	单个结外器官受累，且不伴淋巴结受累
Ⅱ期	横膈同侧 ≥ 2 组淋巴结受累	Ⅰ 或 Ⅱ期伴局限邻近结外器官受累
Ⅱ期伴巨块	Ⅱ期伴巨块	NA
广泛期		
Ⅲ期	横膈两侧淋巴结受累	NA
	横膈以上淋巴结受累伴脾受累	
Ⅳ期	非邻近器官受累	NA

注：NA. 不适用

4 治疗

4.1 初治患者

分层 1	分层 2	分层 3	Ⅰ级推荐	Ⅱ级推荐	Ⅲ级推荐
无治疗指征			观察等待，每2~6个月随访1次		
有治疗指征	无del（17p）/ *p53*基因突变	≥ 65 岁或存在严重伴随疾病（CIRS 评分 >6 分或 CrCl< 70ml/min）的 <65 岁患者	泽布替尼（1类）△ 阿可替尼△ ± 奥妥珠单抗（1类） 伊布替尼（1类） 维奈克拉 + 奥妥珠单抗（1类）	奥布替尼（2B 类） 伊布替尼 + 奥妥珠单抗（2B 类） 苯丁酸氮芥 + 奥妥珠单抗（2A 类） 奥妥珠单抗（2A 类） 苯达莫司汀（70mg/m² 起始，若能耐受，下一疗程增加至 90mg/m²）+ 利妥昔单抗 / 奥妥珠单抗（2A 类，不用于衰弱患者） 伊布替尼 + 维奈克拉（2B 类） 甲泼尼龙冲击 + 利妥昔单抗（2B 类）	苯丁酸氮芥（3 类）

分层 1	分层 2	分层 3	Ⅰ级推荐	Ⅱ级推荐	Ⅲ级推荐
有治疗指征		<65 岁 且无 严 重伴随疾病（CIRS评分≤6分）	氟达拉滨 + 环磷酰胺 + 利妥昔单抗（仅推荐应用于 IgHV 突变阳性且 *TP53* 未突变的患者）（1类） 泽布替尼（1类）[△] 阿可替尼[△] ± 奥妥珠单抗（1类） 伊布替尼 *（1类） 维奈克拉 + 奥妥珠单抗（1类）	奥布替尼（2B 类） 苯达莫司汀 + 利妥昔单抗 / 奥妥珠单抗（2A 类） 伊布替尼 + 利妥昔单抗（2B 类） 伊布替尼 + 维奈克拉（2B 类）	甲泼尼龙冲击 + 利妥昔单抗（3 类）

分层 1	分层 2	分层 3	Ⅰ级推荐	Ⅱ级推荐	Ⅲ级推荐
有治疗指征	有 del（17p）/*p53* 基因突变		泽布替尼（2A 类）△ 伊布替尼（2A 类） 阿可替尼△ ±奥妥珠单抗（2A 类） 维奈克拉 +奥妥珠单抗（2A 类）	甲泼尼龙冲击 + 利妥昔单抗（2A 类） 奥妥珠单抗（2A 类） 奥布替尼（2B 类） 伊布替尼 + 维奈克拉（2B 类）	

注：*.伊布替尼出于不良反应考量，使用前需完善基线心脏评估。

△.阿可替尼、泽布替尼、奥布替尼在伴有 *BTK* C481S 突变的伊布替尼耐药患者中同样效果不佳。伊布替尼不耐受的患者中换为阿可替尼、泽布替尼或奥布替尼可以避免出现类似副作用。

【注释】

伊布替尼方案

伊布替尼 420mg，口服，每日 1 次。

维奈克拉 + 奥妥珠单抗方案

维奈克拉：从第 1 程 d22 开始口服，经过 5 周剂量爬坡后（20、50、100、200、400mg/d 各 1 周），持续 400mg/d 口服 12 个疗程。

奥妥珠单抗：第 1 程：100mg d1，900mg d2，1 000mg d8，d15；第 2~6 程：1 000mg d1。

每 28 天一个疗程，共 6 程。

泽布替尼方案

泽布替尼：160mg，口服，每日 2 次。

伊布替尼 + 奥妥珠单抗方案

伊布替尼：420mg，口服，每日 1 次。

奥妥珠单抗：第 1 程：100mg d1，900mg d2，1 000mg d8，d15；第 2~6 程：1 000mg d1。28 天一个疗程，共 6 程。

每 28 天 1 个疗程。

奥布替尼方案

奥布替尼：150mg，口服，每日 1 次。

阿可替尼 + 奥妥珠单抗方案

阿可替尼：100mg 口服，每日 2 次。

奥妥珠单抗：第 1 程：100mg d1，900mg d2，1 000mg d8，d15；第 2~6 程：1 000mg d1。

每 28 天一个疗程，共 6 程。

苯丁酸氮芥 + 奥妥珠单抗方案

苯丁酸氮芥：0.5mg/kg d1~15，第 1~6 程。

奥妥珠单抗：第 1 程：100mg d1，900mg d2，1 000mg d8，d15；第 2~6 程：1 000mg d1。

每 28 天一个疗程，共 6 程。

奥妥珠单抗方案

第 1 程：100mg d1，900mg d2，1 000mg d8，d15；第 2~8 程：1 000mg d1。

每 28 天一个疗程，共 8 程。

苯达莫司汀 + 抗 CD20 单抗方案

苯达莫司汀 70~90mg/m^2，d1~2。

利妥昔单抗 375mg/m^2，d0，第 1 周期；此后 500mg/m^2

或

奥妥珠单抗 1 000mg，第 1 周期 d1，d8，d15，第 2~6 周期 d1。

每 28 天重复。

甲泼尼龙冲击 + 利妥昔单抗方案

甲泼尼龙 $1g/m^2$，d1~5。

利妥昔单抗 $375mg/m^2$，每周 1 次，连用 4 周。

每 28 天重复。

氟达拉滨 + 环磷酰胺 + 利妥昔单抗方案

氟达拉滨 $25mg/m^2$，d1~3。

环磷酰胺 $250mg/m^2$，d1~3。

利妥昔单抗 $375mg/m^2$，d0，第 1 周期；此后 $500mg/m^2$。

每 28 天重复。

氟达拉滨 + 利妥昔单抗方案

氟达拉滨 $25mg/m^2$，d1~5。

利妥昔单抗 $375mg/m^2$，每周 1 次，连用 4 周。

每 28 天重复。

4.2 复发 / 难治患者

分层	Ⅰ级推荐	Ⅱ级推荐	Ⅲ级推荐
无 del（17p）/ *TP53* 基因突变	泽布替尼（1 类）△ 阿可替尼（1 类）△ 伊布替尼（1 类）* 维奈克拉 + 利妥昔单抗 （1 类）	奥布替尼（2B 类） 维奈克拉（2A 类）	以下仅用于 BTK 抑制剂和维奈克拉治疗后复发 / 难治的患者： • 度维利塞（2A 类） • 来那度胺 ± 利妥昔单抗（2A 类） • 苯达莫司汀 + 利妥昔单抗（2B 类，用于 ≥ 65 岁患者或 <65 岁但有合并症的患者，不用于衰弱的患者） • 氟达拉滨 + 环磷酰胺 + 利妥昔单抗（2A 类）（推荐用于 <65 岁无合并症者） • 奥妥珠单抗（2A 类） • 甲泼尼龙冲击 + 利妥昔单抗（2B 类）

复发 / 难治患者（续）

分层	Ⅰ级推荐	Ⅱ级推荐	Ⅲ级推荐
伴 del（17p）/ *TP53* 基因突变	泽布替尼（1 类）△ 阿可替尼（1 类）△ 伊布替尼（1 类）* 维奈克拉 + 利妥昔单抗 （1 类） 维奈克拉（2A 类）	度维利塞（2A 类） 甲泼尼龙冲击 + 利妥昔单抗（2A 类） 来那度胺 ± 利妥昔单抗（2A 类）	

注：*.伊布替尼出于不良反应考量，使用前需完善基线心脏评估。

△.阿可替尼、泽布替尼、奥布替尼在伴有 *BTK* C481S 突变的伊布替尼耐药患者中同样效果不佳。伊布替尼不耐受的患者中换为阿可替尼、泽布替尼或奥布替尼可以避免出现类似副作用。

慢性淋巴细胞性白血病

【注释】

来那度胺 + 利妥昔单抗方案

来那度胺 $10mg/m^2$，d9 开始口服

利妥昔单抗 $375mg/m^2$，每周 1 次，连用 4 周，第 1 周期；第 3~12 周期第 1 天给药

每 28 天重复。

维奈克拉 + 利妥昔单抗方案

维奈克拉：剂量爬坡阶段：20、50、100、200、400mg/d 各 1 周，共 5 周，此后 400mg/d，口服 2 年

利妥昔单抗：第 1 程：$375mg/m^2$，d1（维奈克拉完成剂量爬坡次日为第 1 程 d1）；第 2~6 程：$500mg/m^2$，d1

28 天 1 个疗程，共 6 程

度维利塞方案

度维利塞：25mg 口服，每日两次

CLL 的治疗指征包括以下几项，只有具备以下至少 1 项时方可开始治疗：①进行性骨髓衰竭的证据：表现为血红蛋白和 / 或血小板进行性减少。②巨脾（如左肋缘下 >6cm）或进行性或有症状的脾肿大。③巨块型淋巴结肿大（如最长直径 >10cm）或进行性或有症状的淋巴结肿大。④自身免疫性溶血性贫血（AIHA）和 / 或免疫性血小板减少症（ITP）对皮质类固醇或其他标准治疗反应不佳。⑤至少存在下列一种疾病相关症状：a）在以前 6 个月内无明显原因的体重下降 ≥ 10%；b）严重疲

乏（如 ECOG 体能状态 ≥ 2；不能进行常规活动）；c）无感染证据，体温 >38.0℃，≥ 2 周；d）无感染证据，夜间盗汗 >1 个月。⑥临床试验：符合所参加临床试验的入组条件。不符合上述治疗指征的患者，每 2~6 个月随访 1 次，随访内容包括临床症状及体征、肝、脾、淋巴结肿大情况和血常规等。

CLL 的一线治疗根据 FISH 结果［del（17p）和 del（11q）］、年龄及身体状态进行分层治疗。患者的体能状态和实际年龄均为重要的参考因素；治疗前评估患者的伴发疾病和身体适应性极其重要。体能状态良好的患者建议选择一线标准治疗，其他患者则使用减低剂量化疗或支持治疗。对于 del（17p）或 TP53 基因突变的患者，常规化疗方案疗效不佳，建议参加临床试验或选择 BTK 抑制剂治疗。在一项包括 35 例初治的伴有 TP53 基因缺失或突变的 CLL 患者的 Ⅱ 期临床试验中，伊布替尼单药的客观有效率达 97%，5 年 PFS 为 74.4%，OS 为 85.3%，显示出较好的疗效[2]，另外，针对几项 Ⅲ 期随机对照临床研究（Resonate-2，Illuminate，E1912）和关键性研究 PCYC-1122e 的整合分析也证实，一线使用伊布替尼可以改善 TP53 异常患者的预后，ORR 94%，CRR 39%，4 年 PFS 79%，OS 88%[3]。因此，一线使用伊布替尼可明显改善此类患者的预后。除此之外，一项针对 432 例有合并症的 CLL 患者的 Ⅲ 期随机对照研究发现，相较于苯丁酸氮芥 + 奥妥珠单抗，维奈克拉 + 奥妥珠单抗方案显著提高 2 年 PFS（88.2% vs. 64.1%）。这一优势同样存在于具有高危遗传学异常的患者[4]。因此，对于不能耐受常规化疗，或具有 17p- 或 TP53 突变的患者，如有条件，可选择维奈克拉 + 奥妥珠单抗方案。

对于年龄 <65 岁，无 TP53 异常的年轻患者，FCR 是标准一线方案。然而，E1912 研究证实，对于年轻患者群体（年龄 ≤ 70 岁），一线使用含伊布替尼的方案可显著改善 3 年 PFS（89.4% vs. 72.9%，P<0.001）和 OS（98.8% vs. 91.5%，P<0.001），故伊布替尼也可以作为年轻患者的一线选择[5]。当然，考虑到 FCR 为固定疗程治疗，且部分患者可获得 MRD 阴性，因此，从卫生经济学角度考虑，我们

仍然推荐无 *TP53* 异常的年轻患者首选 FCR 方案。

对于复发 / 难治的 CLL 患者，RESONATE 研究证实了伊布替尼的疗效和安全性。在该项研究中，接受伊布替尼作为二线治疗的患者的 ORR、PFS 和 OS 较对照组（接受 Ofatumumab 单抗治疗）均有显著改善（3 年 PFS，59% vs. 3%，3 年 OS，91% vs. 74%），大部分 3 度及以上不良事件的发生率均低于 10%。基于上述研究结果，伊布替尼可作为复发 / 难治 CLL 患者的优先治疗选择。MURANO 研究则显示，维奈克拉 + 抗 CD20 单抗方案较苯达莫司汀 + 抗 CD20 单抗显著提高 4 年 PFS（57.3% vs. 4.6%，*P* < 0.000 1）和 OS（85.3% vs. 66.8%，*P* < 0.000 1）[6]。故该方案推荐用于复发 / 难治 CLL 患者。

近年来，多种新型高选择性 BTK 抑制剂问世。ELEVATE TN 研究显示，与苯丁酸氮芥联合奥妥珠单抗相比，阿可替尼 ± 奥妥珠单抗可为初治 CLL 患者带来更优的 PFS[7]。ASCEND 研究显示，对于有 del（17p）/*TP53* 突变的复发 / 难治患者，阿可替尼组较对照组（接受 Idelalisib+ 利妥昔单抗或 BR 治疗）的 PFS 有显著改善（1 年 PFS 88% vs. 68%，*P* < 0.000 1；3 年 PFS 63% vs. 21%，*P* < 0.000 1）。

作为中国自主原研的新型 BTK 抑制剂，泽布替尼和奥布替尼靶点抑制更精准，脱靶效应更低。SEQUOIA 研究 A/B 组，对比了泽布替尼和苯达莫司汀联合利妥昔单抗对于无 17p– 的初治 CLL 的疗效，结果显示泽布替尼治疗组 24 月 PFS 显著优于对照（85.5% vs. 69.55%，*P* < 0.000 1）。SEQUOIA 研究的 C 组探索了泽布替尼对于初治有 *del（17p）* 的 CLL/SLL 患者（年龄 ≥ 65 岁或不能耐受标准 FCR 方案）的疗效和安全性，总有效率高达 94.5%，预测 18 个月 PFS 88.6%，OS 95.1%，安全性良好。ALPINE 研究显示，对于难治复发 CLL/SLL 患者，泽布替尼在 ORR、PFS 方面优于伊布替尼。因此泽布替尼可作为初治有 del（17p）的 CLL/SLL 及难治复发患者的治疗选择。

奥布替尼对于难治复发 CLL/SLL 患者的疗效也获得了 II 期临床研究的支持，该研究中，80 例难治复发 CLL/SLL 患者接受奥布替尼单药治疗，中位随访 33.1 个月数据，ORR 为 93.8%，CR/CRi 率达到 26.3%，中位起效时间为 1.84 个月，中位 DOR 和 PFS 未达到，预估 30 个月 DOR 和 PFS 分别为 67.2% 和 69.7%。在同样的随访时间内，奥布替尼的 CR/CRi 率高于其他 BTKi。研究中未观察到房颤，≥3 级高血压和腹泻发生率仅为 1.3%。

对于临床上疑有转化的患者，应尽可能进行淋巴结切除活检明确诊断。组织学转化在病理学上分为弥漫大 B 细胞淋巴瘤（DLBCL）与经典型霍奇金淋巴瘤（cHL）。对于前者，有条件的单位可进行 CLL 和转化后组织的 *IGHV* 基因测序，以明确两者是否为同一克隆起源。对于克隆无关的 DLBCL，参照 DLBCL 的治疗方案进行治疗。对于克隆相关的 DLBCL 或不明克隆起源，可选用 R-CHOP、R-DA-EPOCH、R-HyperCVAD（A 方案）等方案，如取得缓解，尽可能进行异基因造血干细胞移植，否则参照难治复发 DLBCL 治疗方案。对于 cHL，参考 cHL 的治疗方案治疗。

自体造血干细胞移植有可能改善患者的无进展生存（PFS），但并不延长总生存（OS）期，不推荐采用。异基因造血干细胞移植（allo-HSCT）目前仍是 CLL 的唯一治愈手段，但由于 CLL 主要为老年患者，仅少数适合移植，主要适应证：①一线治疗难治或持续缓解 <2~3 年的复发患者或伴 del（17p）/*TP53* 基因突变 CLL 患者；② Richter 转化患者。

5 预后评估

目前推荐使用 CLL 国际预后指数（CLL-IPI）进行综合预后评估。慢性淋巴细胞性白血病国际预后指数（CLL-IPI）：

危险因素	积分	CLL-IPI 积分	危险分层
TP53 缺失或突变	4	0~1	低危
IGHV 基因野生型（无突变）	2	2~3	中危
β_2 微球蛋白 >3.5mg/L	2	4~6	高危
Rai 分期 I~IV 期或 Binet 分期 B~C 期	1	7~10	极高危
年龄 >65 岁	1		

注：IGHV，免疫球蛋白重链可变区。

参考文献

[1] MICHAEL H, BRUCE D. C, DANIEL C, et al. iwCLL guidelines for diagnosis, indications for treatment, response assessment, and supportive management of CLL. Blood, 2018, 131 (25): 2745-2760.

[2] FAROOQUI MZ, VALDEZ J, MARTYR S, et al. Depth and durability of response to ibrutinib in CLL: 5-year follow-up of a phase 2 study. Blood, 2018, 131 (21): 2357-2366.

[3] ALLAN JN, SHANAFELT T, WIESTNER A, et al. Long-term efficacy of first-line ibrutinib treatment for chronic lymphocytic leukemia (CLL) with 4 years of follow-up in patients with TP53 aberrations (del (17p) or TP53 mutation): A pooled analysis from 4 clinical trials. Blood, 2020, 136 (Supplement 1): 23-24.

[4] FISCHER K, AL-SAWAF O, BAHLO J, et al. Venetoclax and obinutuzumab in patients with CLL and coexisting conditions. New Engl J Med, 2019, 380 (23): 2225-2236.

[5] SHANAFELT TD, WANG XV, KAY NE, et al. Ibrutinib-rituximab or chemoimmunotherapy for chronic lymphocytic leukemia. N Engl J Med, 2019, 381 (5): 432-443.

[6] KATER AP, WU JQ, KIPPS T, et al. Venetoclax plus rituximab in relapsed chronic lymphocytic leukemia: 4-Year results and evaluation of impact of genomic complexity and gene mutations from the MURANO Phase III Study. J Clin Oncol, 2020, 38 (34): 4042-4054.

[7] SHARMAN JP, EGYED M, JURCZAK W, et al. Acalabrutinib with or without obinutuzumab versus chlorambucil and obinutuzmab for treatment-naive chronic lymphocytic leukaemia (ELEVATE TN): A randomised, controlled, phase 3 trial. Lancet, 2020, 395 (10232): 1278-1291.

[8] BROWN JR, EICHHORST B, HILLMEN P, et al. Zanubrutinib or ibrutinib in relapsed or refractory chronic lymphocytic leukemia. N Engl J Med, 2023, 388 (4): 319-332.

慢性淋巴细胞性白血病

Castleman 病

1 治疗前评估

	I 级推荐	II 级推荐	III 级推荐
病史采集和体格检查	完整的病史采集 体格检查：一般状况、全身皮肤、浅表淋巴结、肝脾和腹部肿块 B 症状评估 体能状态评估（ECOG 体能评分）		
实验室检查	全血细胞计数、尿常规、便常规 血生化全项；β_2-MG，CRP，ESR 乙肝五项、丙肝、HBV-DNA 及 HIV HHV-8 DNA，EBV DNA 血清免疫固定电泳和尿免疫固定电泳，血清轻链，免疫球蛋白定量	sIL-6、sIL10、VEGF、IgG4、尿酸、铁蛋白	
影像学检查	颈部、胸部、腹部、盆腔增强 CT 心电图、心脏超声	PET/CT	浅表淋巴结和腹部盆腔超声
骨髓检查		骨髓穿刺和活检	

2 病理诊断

	I 级推荐	II 级推荐	III 级推荐
获取组织的方式	可疑淋巴结完整切除或切取活检	空芯针穿刺活检	
IHC	CD20、CD79a、PAX5、CD3、CD5、CD138、κ/λ、IgG4、HHV-8（LANA-1）、CD21 或 CD23	Ig 重链、CD10、BCL2、BCL6、IgD、Cyclin D1、CD38、IRF4/MUM-1	
流式细胞术		κ/λ、CD19、CD20、CD5、CD23、CD10（外周血和 / 或活检样本）	
基因检测	EBER-ISH	*IG* 和 *TCR* 基因重排	

3 分型

单中心型（UCD）	单个淋巴结区域内，1 个或多个淋巴结肿大
多中心型（MCD）	超过 1 个淋巴结区域肿大，通常 >5 个区域，伴细胞因子驱动的全身炎症 • HHV-8 相关性 MCD • 特发性 MCD（idiopathic MCD，iMCD） 　iMCD-TAFRO 　iMCD-NOS

注：病理类型通常分为透明血管型（HV 型）、浆细胞型（PC 型）和混合型（Mix 型）。HV 型多见于 UCD 患者，PC 型多见于 MCD 患者，混合型较少。

TAFRO 综合征是 CD 的特殊亚型，临床上相关症状更为严重，以血小板减少、全身水肿、骨髓纤维化、肾功能不全、肝脾肿大为特征性表现。少数患者还伴有肝脾肿大、内分泌疾病、皮肤变化等类似 POEMS 综合征表现，但无浆细胞克隆和周围神经病变。

4 治疗

4.1 UCD 的治疗

分层	I 级推荐	II 级推荐	III 级推荐
可手术切除	完整切除后观察，如复发需再次评估手术切除可行性		
	部分切除		
	无症状：观察，直至复发再次评估手术可行性		
	有症状：参考下方"不可手术切除"治疗原则		
不可手术切除	**放疗：**		
	利妥昔单抗 ± 强的松 ± 环磷酰胺		
	血管栓塞		
	如经治后可手术切除：		
	• 完整切除后观察		
	• 部分切除后使用此前未使用过的一线治疗		
	如经治后不可手术切除：		
	• 此前未使用过的一线治疗		

注：UCD 复发患者需要可酌情选择手术、放疗或介入等局部治疗，或者选择利妥昔单抗 ± 强的松 ± 环磷酰胺等全身治疗，HIV（−）HHV-8（−）患者可考虑使用司妥昔单抗或托珠单抗。

4.2 MCD 的治疗

分层 1	分层 2	I 级推荐	II 级推荐
满足活动性病变标准，但无器官衰竭	特发性 MCD HIV-1（-）/HHV-8（-）	司妥昔单抗	利妥昔单抗 ± 强的松沙利度胺 + 环磷酰胺 + 泼尼松（透明血管型）
	HIV-1（+）/HHV-8（+）或 HIV-1（-）/HHV-8（+）	利妥昔单抗（首选）± 脂质体多柔比星 ± 强的松或 齐多夫定 + 更昔洛韦 / 缬更昔洛韦	
爆发性 HHV8（+）± 器官衰竭		联合治疗（CHOP，CVAD，CVP，脂质体多柔比星）± 利妥昔单抗 利妥昔单抗单药（如不适合联合治疗）	

【注释】

特发性 MCD，司妥昔单抗治疗有效，用到疾病进展。利妥昔单抗治疗有效后停药。

活动性病变标准：发热；血清 C 反应蛋白水平升高>20mg/L 且排除其他原因；下列其他 MCD 相关症状中的至少三个：外周淋巴结肿大、脾大、水肿、胸腔积液、腹腔积液、咳嗽、鼻塞、口干、皮疹、中枢神经系统症状、黄疸、自身免疫性溶血性贫血。

4.3 难治性或进展性 CD

分层	Ⅰ级推荐	Ⅱ级推荐	Ⅲ级推荐
无症状且无器官衰竭	单药治疗 • 依托泊苷 • 长春花碱 • 脂质体多柔比星 如 HHV-8（+），可考虑联合更昔洛韦/缬更昔洛韦		司妥昔单抗
暴发性疾病及器官衰竭	联合治疗（CHOP，CVAD，CVP，脂质体多柔比星）±利妥昔单抗		

【注释】

如为复发/难治性疾病，建议再次活检排除向 DLBCL 转化或共存其他恶性肿瘤或机会性感染。所有 HIV 阳性患者均应接受联合抗逆转录病毒治疗（cART）。

参考文献

［1］ FUJIMOTO S, SAKAI T, KAWABATA H, et al. Is TAFRO syndrome a subtype of idiopathic multicentric Castleman disease？. Am J Hematol, 2019, 94: 975-983.

［2］ VAN RHEEF, VOORHEES P, DISPENZIERI A, et al. International, evidence-based consensus treatment guidelines for idiopathic multicentric Castleman disease. Blood, 2018, 132: 2115-2124.

［3］ FAJGENBAUMDC, ULDRICKTS, BAGGA, et al. International, evidence-based consensus diagnostic criteria for HHV-8-negative/idiopathic multicentric Castleman disease. Blood, 2017, 129: 1646-1657.

［4］ WU D, LIM MS, JAFFE ES. Pathology of Castleman disease. Hematol Oncol Clin North Am, 2018, 32: 37-52.

［5］ FAJGENBAUM DC, ULDRICK TS, BAGG A, et al. International, evidence-based consensus diagnostic criteria for HHV-8-negative/idiopathic multicentric Castleman disease. Blood, 2017, 129: 1646-1657.

［6］ BOUTBOUL D, FADLALLAH J, CHAWKI S, et al. Treatment and outcome of unicentric Castleman disease: A retrospective analysis of 71 cases. Br J Haematol, 2019, 186: 269-273.

［7］ MORRA DE, PIERSON SK, SHILLING D, et al. Predictors of response to anti-IL6 monoclonal antibody therapy (siltuximab) in idiopathic multicentric Castleman disease: Secondary analyses of phase Ⅱ clinical trial data. Br J Haematol, 2019, 184: 232-241.

[8] DONG Y, ZHANG L, NONG L, et al. Effectiveness of rituximab-containing treatment regimens in idiopathic multi-centric Castleman disease. Ann Hematol, 2018, 97: 1641-1647.

[9] BOWER M, NEWSOM-DAVIS T, NARESH K, et al. Clinical features and outcome in HIV-associated multicentric Castleman's disease. J Clin Oncol, 2011, 29: 2481-2486.

[10] GERARD L, MICHOT JM, BURCHERI S, et al. Rituximab decreases the risk of lymphoma in patients with HIV-associated multicentric Castleman disease. Blood, 2012, 119: 2228-2233.

[11] ULDRICK TS, POLIZZOTTO MN, ALEMAN K, et al. Rituximab plus liposomal doxorubicin in HIV-infected patients with KSHV associated multicentric Castleman disease. Blood, 2014, 124: 3544-3552.

[12] PRIA AD, PINATO D, ROE J, et al. Relapse of HHV8-positive multicentric Castleman disease following rituximab-based therapy in HIV-positive patients. Blood, 2017, 129: 2143-2147.

原发性皮肤淋巴瘤

1 治疗前评估

	I 级推荐	II 级推荐	III 级推荐
病史采集和体格检查	B 症状 皮肤检查 [a] 浅表淋巴结触诊，腹部触诊 体能状态		皮肤照片
实验室检查	全血细胞计数；肝肾功能电解质；血糖；LDH；妊娠检查（育龄妇女）；HBV、HCV 抗体及核酸定量；HIV 抗体	外周血流式细胞学检查 [c] 免疫球蛋白定量及免疫固定电泳 [d] ESR；CRP；HTLV 外周血涂片（红皮病）	
影像学检查	胸腹盆腔增强 CT	PET/CT	浅表淋巴结超声和腹盆腔超声
骨髓检查	骨髓活检 [b]		

【注释】

a 皮肤检查：累及占体表面积 %（一掌范围≈ 1%BSA）；皮肤病变（红斑，肿物，斑块等）。

b 无法解释的血细胞异常或侵袭性类型。

c 淋巴细胞增多。

d PCMZL。

2 病理诊断

原发性皮肤淋巴瘤（Primary cutaneous lymphomas），指确诊时病变仅累及皮肤的非霍奇金淋巴瘤。主要包括：原发性皮肤 T 细胞淋巴瘤（Primary cutaneous T-cell lymphoma，PC-TCL）；原发性皮肤 B 细胞淋巴瘤（Primary cutaneous B-cell lymphoma，PC-BCL）。PC-TCL 为主，占 75%~80%。临床最常见蕈样霉菌病（MF）、Sézery 综合征（SS）。

PC-BCLs 病理诊断:

	Ⅰ级推荐	Ⅱ级推荐	Ⅲ级推荐
IHC	CD20, CD3, CD10, BCL2, BCL6, IRF4/MUM1, Ki-67, CD5, CD43, CD21, CD23, Cyclin D1, κ/λ, EBER-ISH	IgA, IgG, IgE, IgM, IgD, FOXP1	
基因检测	t（14；18）, *IgH*重排, *TCR*重排		

PC-TCLs 病理诊断:

	Ⅰ级推荐	Ⅱ级推荐	Ⅲ级推荐
IHC	CD2, CD3, CD4, CD5, CD7, CD8, CD20, CD30, EBER-ISH	CD25, CD56, TIA1, grazymeB, TCRβ, TCRδ, CXCL13, ICOS, PD-1, CCR4	
细胞形态	外周血细胞涂片		
流式细胞术		T细胞亚群（CD4, CD8, CD7, CD26）	
基因检测	*TCR*重排		

3 分型

皮肤淋巴瘤分型主要参考 WHO 淋巴肿物分类及 EORTC 皮肤淋巴瘤分类，2022 年最新（WHO-EORTC）皮肤淋巴瘤分类：

皮肤 B 细胞淋巴瘤

原发皮肤滤泡中心淋巴瘤

血管内大 B 细胞淋巴瘤

原发皮肤弥漫性大 B 细胞淋巴瘤，腿型

EBV 阳性皮肤黏膜溃疡

原发皮肤边缘区淋巴瘤

皮肤 T 细胞淋巴瘤

蕈样霉菌病

蕈样霉菌病（变异型）

毛细血管扩张型 MF

Paget 样网状组织增生

肉芽肿性皮肤松弛

Sézary 综合征

成人 T 细胞白血病 / 淋巴瘤

原发皮肤 CD30 阳性淋巴组织增殖性疾病

淋巴瘤样丘疹病

原发皮肤间变性大细胞淋巴瘤

皮下脂膜炎样 T 细胞淋巴瘤

结外 NK/T 细胞淋巴瘤

系统性慢性活动性 EBV 疾病

原发皮肤外周 T 细胞淋巴瘤，罕见亚型

原发皮肤 γ/δT 细胞淋巴瘤

原发皮肤 CD8 阳性侵袭性表皮细胞毒性 T 细胞淋巴瘤

原发皮肤 CD4 阳性小 / 中等 T 细胞淋巴增殖性疾病

原发皮肤肢端 CD8 阳性淋巴增殖性疾病

原发皮肤外周 T 细胞淋巴瘤，非特殊类型

4 分期

MF/SS TNMB 分期

皮肤（T）	T_0 临床无皮肤病变
	T_1 局限性斑块[a]，丘疹[b]，和 / 或皮肤受累范围 <10% 体表面积
	$\quad$ T_{1a} 仅有斑块（patch only lesions）
	$\quad$ T_{1b} 丘疹 +/- 斑块（plaque/papule ± patch lesions）
	T_2 斑块，丘疹，和 / 或皮肤受累范围 ≥ 10% 体表面积
	$\quad$ T_{2a} 仅有斑块
	$\quad$ T_{2b} 斑块 ± 丘疹
	T_3 任何肿块[c]
	T_4 皮肤红斑 ≥ 80% 体表面积
淋巴结（N）[d]	N_0 无淋巴结累及
	N_1 异常淋巴结：Dutch Gr1 或 NCI LN 0~2
	$\quad$ N_{1a} 无法确定单克隆性
	$\quad$ N_{1b} 克隆性与皮肤病变一致

原发性皮肤淋巴瘤

淋巴结（N）[d]	N_2 异常淋巴结：Dutch Gr2 或 NCI LN 3 　N_{2a} 无法确定单克隆性 　N_{2b} 克隆性与皮肤病变一致 N_3 异常淋巴结：Dutch Gr3~4 或 NCI LN 4 　N_{3a} 无法确定单克隆性 　N_{3b} 克隆性与皮肤病变一致 N_x 异常淋巴结　无组织学特征
脏器（M）	M_0 无脏器受累 　M_{1a} 仅骨髓受累 　M_{1b} 非骨髓脏器受累脏器累及 M_x 脏器病变（无病理证实）
血液（B）	B_0 无血液累及：Sézery 细胞 ≤ 5% 外周血淋巴细胞，或 Sézery 细胞 <250/ml，或 CD4+/CD26–、CD4+/CD7– 细胞 ≤ 15% 　B_{0a} 无法确定单克隆性 　B_{0b} 克隆性与皮肤病变一致 B_1 低负荷累及：外周血 Sézery cell > 5%，或 $CD4^+CD26^-$、$CD4^+CD7^-$ 细胞 > 15%，且不符合 B_0、B_2 标准

原发性皮肤淋巴瘤

血液（B）	B$_{1a}$ 无法确定单克隆性
	B$_{1b}$ 克隆性与皮肤病变一致
	B$_2$ 高负荷累及：外周血 Sézery 细胞 ≥ 1 000/ml，或 CD4$^+$CD26$^-$、CD4$^+$CD7$^-$ 细胞 ≥ 1 000/uL，或 CD4$^+$/CD26$^-$ 细胞 ≥ 30%、CD4$^+$/CD7$^-$ 细胞 ≥ 40%
	B$_{2a}$ 无法确定单克隆性
	B$_{2b}$ 克隆性与皮肤病变一致
	B$_x$ 无法评估

【注释】

a 斑块：任何大小皮损，无隆起或硬结（注意皮下色素沉着、脱屑、结痂和 / 或皮肤异色）。

b 丘疹：任何大小皮损，隆起或硬结（注意脱屑、结痂和 / 或皮肤异色、溃疡）。

c 肿块：一个以上直径>1cm 的实性或结节性病变，有向深部生长的迹象（注意病变总数、总体积、最大病变面积、病变累及部位）。

d 淋巴结（N）。

原发性皮肤淋巴瘤

NCI-VA 标准	Dutch 标准
LN$_0$：无异型淋巴细胞	Grade1：皮肤病性淋巴结病
LN$_1$：偶见异型淋巴细胞（不成簇）	Grade2：MF 早期侵犯（可见脑回样细胞）
LN$_2$：异型淋巴细胞易见或 3~6 个细胞成簇	Grade3：淋巴结结构部分消失（许多脑回样细胞）
LN$_3$：异型淋巴细胞聚集	Grade4：淋巴结结构完全消失
LN$_4$：淋巴结结构部分 / 完全消失（异型淋巴细胞浸润）	

MF/SS 临床分期

分期	T	N	M	B
I A	T_1	N_0	M_0	B_0/B_1
I B	T_2	N_0	M_0	B_0/B_1
II A	$T_{1\sim2}$	$N_{1\sim2}$	M_0	B_0/B_1
II B	T_3	$N_{0\sim2}$	M_0	B_0/B_1
III A	T_4	$N_{0\sim2}$	M_0	B_0
III B	T_4	$N_{0\sim2}$	M_0	B_1
IV A1	$T_{1\sim4}$	$N_{0\sim2}$	M_0	B_2
IV A2	$T_{1\sim4}$	N_3	M_0	$B_0/B_1/B_2$
IV B	$T_{1\sim4}$	$N_{0\sim3}$	M_1	$B_0/B_1/B_2$
大细胞转化 [a]				

【注释】

a 大细胞转化是组织学特征，与临床分期无关，常提示侵袭性增强并需要系统治疗。

非 MF/SS TNM 分期

T	T_1	孤立皮肤病变
		T_{1a}：单一孤立病变且直径 <5cm
		T_{1b}：单一孤立病变且直径 >5cm
	T_2	区域皮肤受累 [a]：多个病变局限于 1 个区域或 2 个连续区域
		T_{2a}：所有病变总体直径范围 <15cm
		T_{2b}：所有病变总体直径范围 >15cm 但 <30cm
		T_{2c}：所有病变总体直径范围 >30cm
	T_3	广泛皮肤累及
		T_{3a}：多处病变但局限于 2 个连续区域内
		T_{3b}：多处病变累及 ≥3 个区域
N	N_0	无淋巴结累及
	N_1	累及 1 个淋巴结区（皮肤病变引流区）：病理学证实
	N_2	累及 ≥2 个淋巴结区或累及任何非皮肤病变引流区淋巴结：病理学证实
	N_3	累及中枢淋巴结区：病理学证实
	N_x	有临床异常淋巴结但无病理证据

原发性皮肤淋巴瘤

M	M$_0$	无皮肤以外非淋巴结的部位受累
	M$_1$	皮肤以外任何非淋巴结的部位受累
	M$_x$	有皮肤以外任何非淋巴结的部位病变（无病理证实）

【注释】

    a   区域皮肤受累及对应体表面积

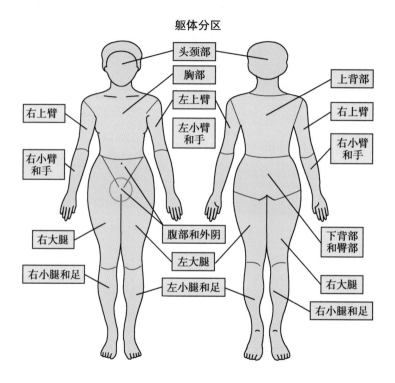

躯体分区

头颈部

胸部

左上臂

左小臂和手

右上臂

右小臂和手

右大腿

右小腿和足

腹部和外阴

左大腿

左小腿和足

上背部

右上臂

右小臂和手

下背部和臀部

右大腿

右小腿和足

躯体分区	占体表面积（%BSA）	躯体分区	占体表面积（%BSA）
头	7	左上臂 / 右上臂	4
颈	2	左小臂 / 右小臂	3
前胸	13	左手 / 右手	2.5
背部	13	左大腿 / 右大腿	9.5
会阴	1	左小腿 / 右小腿	7
臀	5	左足 / 右足	3.5

计算方法：

病变 %BSA= 病变占所属分区 % × 分区占全身体表面积 %。

如患者左颈部斑块约占颈部皮肤面积 10%，那么该斑块占全身体表面积计算公式：10% × 2%（颈部所占全身体表面积）=0.2%，得出该斑块占全身体表面积 0.2%。

5 治疗

基于分期的治疗原则（惰性 PC-BCLs）

病理类型	分期	I 级推荐	II 级推荐	III 级推荐
PCMZL/PCFCL	$T_1 \sim T_2$	ISRT[a] 或手术		观察 / 局部 咪喹莫特、氮芥类药和 贝沙罗汀、糖皮质激素
	T_3 （仅累及皮肤）	观察（无症状者）/ ISRT[a]/ 利妥昔单抗	参考 FL	局部 咪喹莫特、氮芥类药和 贝沙罗汀、糖皮质激素
	N_{1-3}/M_1	参考 MZL/FL		

【注释】

　　PC-BCLs 缺乏多中心随机对照研究。整体原则：侵袭性应用系统免疫化疗方案 ± 局部治疗（如 R-CHOP+ISRT）；惰性应用局部治疗（局限皮肤病变），全身治疗（病变累及超越皮肤范围）。

a　初始治疗。

基于分期的治疗原则（MF/SS）

分期	分层	Ⅰ级推荐	Ⅱ级推荐	Ⅲ级推荐
Ⅰ A	B0	皮肤局部病变治疗[a]	局部卡莫司汀	
	B1		参考Ⅲ期	
Ⅰ B/ Ⅱ A	低中负荷[b]	同 Ⅰ A B0		
	高负荷	皮肤广泛病变治疗[c] ± 系统治疗 A[d]		
	B1		参考Ⅲ期	
Ⅱ B	局限肿块	局部放疗 ± 皮肤局部病变治疗 / 系统治疗 A		
	广泛肿块	TSEBT 或 系统治疗 A/B[e] ± 皮肤广泛病变治疗 或 联合治疗[f] ± 皮肤广泛病变治疗		

原发性皮肤淋巴瘤

基于分期的治疗原则（MF/SS）（续）

分期	分层	I 级推荐	II 级推荐	III 级推荐
III（红皮病）	低中负荷	系统治疗 A/B ± 皮肤广泛病变治疗	CD52 单抗，PD-1 单抗[1]	
IV	SS（IV A1/A2）	低中负荷同上；高负荷：组蛋白去乙酰化酶抑制剂 ± 皮肤广泛病变治疗或系统治疗 A/B	Mogamulizumab g ± 皮肤广泛病变治疗	
	非 SS（IVA2）或 IVB	系统治疗 B 或组蛋白去乙酰化酶抑制剂或参考 PTCL NOS ± 放疗		
LCT	局部皮肤	转化部位放疗		
	广泛病变	系统治疗 B 或组蛋白去乙酰化酶抑制剂 ± 基于皮肤广泛病变治疗		

【注释】

a 皮肤局部病变治疗：毛囊性 MF 局部治疗疗效差。ISRT（8~12Gy，单一病灶 24~30Gy）；UVB（浅斑块）；PUVA（深斑块或肿块）。局部用药包括糖皮质激素、咪喹莫特、氮芥类药、维 A 酸。

b 低中负荷：Sézery 细胞绝对值 < 5 000/mm³；高负荷：Sézery 细胞绝对值 > 5 000/mm³。

c 皮肤广泛病变治疗：紫外线，局部糖皮质激素，氮芥类药，TSEBT（12~36Gy）。

d 系统治疗 A：维布妥昔单抗 / 干扰素 / 甲氨蝶呤 / 组蛋白去乙酰化酶抑制剂。

e 系统治疗 B：维布妥昔单抗 / 吉西他滨 / 脂质体多柔比星。

f 联合治疗[2-6]：紫外线 + 体外光学疗法 / 干扰素 / 维 A 酸，TSEBT+ 体外光学疗法。

g CCR4 单抗（我国尚不可及）。

    复发 / 难治 MF/SS: 首选临床试验；或既往皮肤局部治疗或增强为系统治疗（仍为 I 期）；≥ ⅡB 期: 参考大细胞转化方案；并考虑异基因造血干细胞移植[7-10]。其他方案: CD52 单抗，环磷酰胺，依托泊苷，PD-1 单抗，替莫唑胺（中枢累及），硼替佐米（Ⅱ级推荐），或参考 PTCL NOS。

6 危险分层

MF/SS 的 CLIPi（Cuaneous Lymphoma International Prognostic index），依据 TNMB 分期系统，早期为 I A，I B，ⅡA，其余为晚期。

早期 MF/SS CLIPi[8]

	OS（%）		PFS（%）	
	5 年	10 年	5 年	10 年
低危（0~1 分）	96.0	90.3	92.7	84.5
中危（2 分）	87.6	76.2	81.7	68.8
高危（3~5 分）	73.5	48.3	73.5	54.5

原发性皮肤淋巴瘤

257

【注释】

危险因素：>60 岁；男性；皮肤斑块；毛囊性 MF；N1/Nx。

晚期 MF/SS CLIPi[9]

	5 年 OS/%
低危组（0~1 分）	67.8
中危组（2 分）	43.5
高危组（3~4 分）	27.6

【注释】

危险因素包括：Ⅳ期；>60 岁；大细胞转化（LCT）；LDH 增高。

参考文献

［1］ OLSEN EA, WHITTAKER S, WILLEMZE R, et al. Primary cutaneous lymphoma: Recommendations for clinical trial design and staging update from the ISCL, USCLC, and EORTC. Blood, 2022, 140 (5): 419-437.

［2］ LIU WP, SONG YQ, ZHENG W, et al. Aggressive behavior and elevated lactate dehydrogenase at baseline confer inferior prognosis in patients with primary cutaneous lymphoma.Clina Lymphoma Myeloma Leuk, 2013, 13(5):534-540.

［3］ ALAGGIO R, AMADOR C, ANAGNOSTOPOULOS I, et al. The 5th edition of the World Health Organization Clas-sification of Haematolymphoid Tumours: Lymphoid Neoplasms. Leukemia, 2022, 36 (7): 1720-1748.

［4］ WILLEMZE R, CERRONI L, KEMPF W, et al. The 2018 update of the WHO-EORTC classification for primary cuta-neous lymphomas. Blood, 2019, 133 (16): 1703-1714.

［5］ BASTIDAS TORRES AN, MELCHERS RC, VAN GRIEKEN L, et al. Whole-genome profiling of primary cutaneous anaplastic large cell lymphoma. Haematologica, 2022, 107 (7): 1619-1632.

［6］ WOBSER M, SCHUMMER P, APPENZELLER S, et al. Panel sequencing of primary cutaneous B-cell lymphoma. Cancers (Basel), 2022, 14 (21): 5274.

［7］ KHODADOUST MS, ROOK AH, PORCU P, et al. Pembrolizumab in relapsed and refractory mycosis fungoides and Sézary syndrome: A multicenter phase Ⅱ study. J Clin Oncol, 2020, 38 (1): 20-28.

［8］ PRINCE HM, KIM YH, HORWITZ SM, et al. Brentuximab vedotin or physician's choice in CD30-positive cutaneous T-cell lymphoma (ALCANZA): An international, open-label, randomised, phase 3, multicentre trial. Lancet, 2017, 390 (10094): 555-566.

［9］ MORRIS S, SCARISBRICK J, FREW J, et al. The results of low-dose total skin electron beam radiation therapy (TSEB) in patients with mycosis fungoides from the UK Cutaneous Lymphoma Group. Int J Radiat Oncol Biol Phys, 2017, 99 (3): 627-633.

［10］ IQBAL M, RELJIC T, AYALA E, et al. Efficacy of allogeneic hematopoietic cell transplantation in cutaneous T cell lymphoma: Results of a systematic review and meta-analysis. Biol Blood Marrow Transplant, 2020, 26 (1): 76-82.

原发性皮肤淋巴瘤

免疫检查点抑制剂在淋巴瘤中的应用

1 治疗前评估 [a]

	I 级推荐	II 级推荐	III 级推荐
一般情况	完整病史采集，包括自身免疫性疾病、内分泌疾病及感染性疾病（乙肝、丙肝、HIV、结核）等合并症；抗肿瘤治疗史及相关的不良反应；吸烟史；家族史 排便习惯（频率、性状） 体格检查需要包括皮肤和神经系统检查		
实验室检查	血常规、尿常规、粪便常规＋隐血 [b] 生化（包括肝肾功能、血糖、血脂、心肌酶谱等） 感染筛查（HBV、HCV 及 HIV 筛查，如果 HBV 表面抗原或核心抗体阳性，需要检测 HBV DNA） 甲状腺功能（TSH，FT_3，FT_4）[c]	自身抗体检测	
影像学检查 [d]	全身增强 CT 心电图，心脏超声	PET/CT	浅表淋巴结和腹部盆腔超声

【注释】

a 在开始治疗前，应做好患者宣传教育，告知患者免疫治疗潜在的不良事件，使用中严密监测，一旦发生可疑症状，需及时就诊。PD-L1 的高表达与 cHL 患者的 ORR 及 PFS 相关，但是 PD-L1 低表达的患者亦有获益的可能，cHL 患者临床应用前并没有要求常规进行 PD-L1 的检测。

b 卡瑞利珠单抗（camrelizumab）用药后可能出现反应性皮肤毛细血管增生症（reactive cutaneous capillary endothelial proliferation，RCCEP），在复发 / 难治 cHL 的 Ⅱ 期注册研究中，75 例受试者的发生率是 97.3%，未见内脏出血的报道[1]。在其他实体瘤中，卡瑞利珠单抗联合化疗或阿帕替尼后 RCCEP 的发生率降低。但是由于研究样本量小，治疗中仍建议监测血红蛋白及便隐血。

c 基线甲状腺功能及治疗中的定期监测有助于判断是否发生甲状腺的免疫相关不良事件（immune-related adverse effect，IRAE）。

d 影像学检查可以明确治疗前肿瘤的情况，同时有助于治疗中判断 IRAE（如肺、甲状腺、垂体、胰腺等）；对于治疗前行 PET/CT 者，建议基线检查增加胸部平扫 CT，有助于治疗中出现肺毒性时的对比和判定。

2 治疗

淋巴瘤亚型	适应证	I级推荐	II级推荐	III级推荐
复发/难治的经典型霍奇金淋巴瘤（cHL）	一线治疗失败			维布妥昔单抗联合纳武利尤单抗（3类）[2]、或者PD-1单抗联合二线挽救化疗（3类）
	自体造血干细胞移植（ASCT）失败；≥二线系统化疗失败	信迪利单抗[3] 卡瑞利珠单抗[1] 替雷利珠单抗[4] 赛帕利单抗[5] 派安普利单抗[6] （2B类）	纳武利尤单抗 帕博利珠单抗 （3类）	卡瑞利珠单抗+地西他滨[7]（3类）
复发/难治的纵隔大B细胞淋巴瘤（PMBL）	ASCT失败；≥二线化疗失败		帕博利珠单抗（3类）	纳武利尤单抗联合维布妥昔单抗（3类）[8]

淋巴瘤亚型	适应证	Ⅰ级推荐	Ⅱ级推荐	Ⅲ级推荐
复发/难治的结外 NK/T 细胞淋巴瘤	含天冬酰胺酶的化疗失败		信迪利单抗[9]、帕博利珠单抗[10]（3类）	

【注释】

免疫检查点抑制剂（immune checkpoint inhibitor，ICPi）包括 PD1/PD-L1 单抗和 CTLA-4 单抗。目前仅有 PD-1 单抗获批用于自体造血干细胞移植失败（ASCT）或 ≥ 二线系统化疗失败的经典型霍奇金淋巴瘤（cHL）和纵隔大 B 细胞淋巴瘤（PMBL）。其他 ICPi（PD-L1 单抗及 CTLA4 单抗）在淋巴瘤中的应用、PD-1 单抗适应证的扩展等都处于探索阶段。PD-1 单抗在 ≥ 二线化疗失败的 cHL 的疗效显著[1, 3-6]，ORR 可达 71%~90.6%，CR 为 21%~63%。但是，目前多数研究没有入组异基因造血干细胞移植（Allo-HSCT）失败的 cHL 患者，对这一部分患者的使用经验有限；由于 ICPi 可能增加 Allo-HSCT 后 GVHD 及其他免疫并发症的可能，因此 Allo-HSCT 前建议权衡风险及获益，并谨慎使用 ICPi。

PD-1 单抗在 PMBL 中的数据较少，入组患者均为 ASCT 失败或 ≥ 二线化疗失败且不适合 ASCT。KEYNOTE-170 研究入组 53 例复治 PMBL，帕博利珠单抗的 ORR 为 41.5%，CR 为 20.8%，中位随访 48.7 个月，中位 PFS 为 4.3 个月，中位 OS 为 22.3 个月。CheckMate 436 研究[8]中 30 例复治 PMBL，纳武利尤单抗联合维布妥昔单抗的 ORR 73%，CR 37%，中位随访 33.7 个月，中位 DOR 31.6 个月，中位 PFS 26 个月，24 个月 OS 为 76%。

使用方法：

各种 PD-1 单抗产品在使用中应该根据安全性和患者的耐受性进行个体化治疗，治疗过程中可能需要暂停给药或停药，但不建议增加或减少剂量。

● 信迪利单抗（sintilimab）：

200mg i.v. 30~60 分钟，每 3 周一次，直至出现疾病进展或出现不可耐受的毒性，最长治疗时间为 24 个月。

● 卡瑞利珠单抗（camrelizumab）：

200mg i.v. 30~60 分钟，每 2 周一次，直至疾病进展或出现不可耐受的毒性。

● 替雷利珠单抗（tislelizumab）：

200mg i.v. 首次输注 ≥ 60 分钟，以后 ≥ 30 分钟，每 3 周一次，直至疾病进展或出现不可耐受的毒性。

● 纳武利尤单抗（Nivolumab）：

3mg/kg i.v. 60 分钟，每 2 周一次，直至疾病进展或出现不能耐受的毒性。

● 帕博利珠单抗（Pembrolizumab）：

200mg i.v. ≥ 30 分钟，每 3 周一次，直至疾病进展或出现不能耐受的毒性，最长用药期为 2 年。

● 卡瑞利珠单抗 + 地西他滨：

卡瑞利珠单抗 200mg i.v. d8+ 地西他滨 10mg/d，d1~5，每 3 周一次。

- 纳武利尤单抗 + 维布妥昔单抗：cHL 的一线挽救：

纳武利尤单抗 3mg/kg i.v. 60 分钟（C1D8，C2-4D1）+ 维布妥昔单抗 1.8mg/kg i.v.30 分钟，d1，每 3 周一次，≤4 周期。

- 纳武利尤单抗 + 维布妥昔单抗：复发 / 难治 PMBL：

纳武利尤单抗 240mg i.v. 60 分钟（C1D8，C2 及后续周期 D1）+ 维布妥昔单抗 1.8mg/kg i.v.30 分钟，d1，每 3 周一次，直至疾病进展或者出现不能耐受的毒性。

3 疗效评价

ICPi 治疗后的疗效评价主要依据 2014 Lugano 疗效评估标准（附录 2），亦可采用 LYRIC 标准进行评估。由于免疫细胞浸润和其他机制，可能会出现假性进展，表现为肿瘤体积暂时增大、或 PET/CT 病灶的代谢活性暂时升高或出现新的病灶，随后肿瘤缩小或代谢活性降低。如果怀疑假性进展，且患者临床症状稳定或持续减轻，体力状况无明显下降，基于总体临床获益的判断，可以考虑继续应用 ICPi 治疗，直至证实疾病进展。

反应分类	免疫治疗疗效评估 LYRIC 标准[17]
完全缓解（CR）	同 Lugano 标准
部分缓解（PR）	同 Lugano 标准
疾病复发或进展（PD）	同 Lugano 标准，但需除外以下情况 未确定的缓解（indeterminate response，IR）： IR（1）：在前 12 周内，病灶 SPD 增加 ≥ 50%（基于 6 个可测量病灶的 SPD），且临床无恶化； IR（2）：在治疗后任何时间点 SPD 增加 <50%，但伴有： a. 出现新病灶；或 b. 治疗中一个或多个病灶 PPD 增大 ≥ 50%（基于 6 个可测量病灶的 SPD），病灶数量未增多； IR（3）：病灶 FDG 摄取增高，病灶本身并未增大或增多

4 不良反应的管理

由于 ICPi 作用于机体的免疫系统，IRAE 可以发生于各个器官或组织，发生率约为 70%，最常累及皮肤、内分泌系统、肝脏、胃肠道、肺脏及肾脏，其他组织器官虽然少见，但有可能相对更严重，甚至危及生命，如中枢神经系统及心脏等。大多数 IRAE 为 I ~ II 级，III ~ IV 级罕见，≤ 2%；多发生于用药 1~6 个月内，少数可发生于用药 1 年后。

IRAE 的诊断需要依据临床表现、实验室检查及影像学检查，排除可能的其他原因，必要时进行病理活检，并重视多学科的合作。具体管理参见《中国临床肿瘤学会（CSCO）免疫检查点抑制剂相关的毒性管理指南 2022》。

参考文献

[1] SONG Y, WU J, CHEN X, et al. A single-arm, multicenter, phase II study of Camrelizumab in relapsed or refractory classical Hodgkin lymphoma. Clin Cancer Res, 2019, 25 (24): 7363-7369.

[2] HERRERA AF, MOSKOWITZ AJ, BARTLETT NL, et al. Interim results of brentuximab vedotin in combination with nivolumab in patients with relapsed or refractory Hodgkin lymphoma. Blood, 2018, 131: 1183-1194.

[3] SHI Y, SU H, SONG Y, et al. Safety and activity of sintilimab in patients with relapsed or refractory classical Hodgkin lymphoma (ORIENT-1): A multicentre, single-arm, phase 2 trial. Lancet Haematol, 2019, 6 (1): e12-e19.

[4] SONG Y, GAO Q, ZHANG H, et al. Treatment of relapsed or refractory classical Hodgkin lymphoma with the anti-PD-1, tislelizumab: Results of a phase 2, single-arm, multicenter study. Leukemia, 2020, 34 (2): 533-542.

免疫检查点抑制剂在淋巴瘤中的应用

［5］ SONG Y, ZHU J, LIN N, et al. GLS-010, a Novel anti-PD-1 mab in Chinese patients with relapsed or refractory classical Hodgkin lymphoma: preliminary impressive results of a phase Ⅱ clinical trial. Blood 2020, 136 (Suppl 1): 17.

［6］ SONG Y, ZHOU K, JIN C, et al. A phase Ⅱ study of penpulimab, an anti-PD-1 antibody, in patients with relapsed or refractoryclassic Hodgkin lymphoma (cHL). J Clin Oncol, 2021, 39 (s1): abstr 7529.

［7］ NIE J, WANG C, LIU Y, et al. Addition of low-dose decitabine to anti-PD-1 antibody camrelizumab in relapsed/refractory classical Hodgkin lymphoma. J Clin Oncol, 2019, 37 (17): 1479-1489.

［8］ ZINZANI P, SANTORO A, GRITTI G, et al. Nivolumab plus brentuximab vedotin for relapsed/refractory primary mediastinal large B-cell lymphoma: Extended follow-Up from the phase 2 Checkmate 436 Study. Hematol Oncol 2021, 39 (S2): 93-95.

［9］ TAO R, FAN L, SONG Y, et al. Sintilimab for relapsed/refractory (r/r) extranodal NK/T cell lymphoma (ENKTL): A multicenter, single-arm, phase 2 trial (ORIENT-4). Singnal Transduct Target Ther, 2021, 6(1): 365.

［10］ KWONGY L, CHANTS Y, TAN D, et al. PD1 blockade with pembrolizumab is highly effective in relapsed or refractory NK/T-cell lymphoma failing L-asparaginase. Blood, 2017, 129 (17): 2437-2442.

淋巴瘤临床试验

1 概述

临床试验（clinical trial）指以人体（患者或健康受试者）为对象的试验，意在发现或验证某种试验药物的临床医学、药理学，以及其他药效学作用、不良反应，或者试验药物的吸收、分布、代谢和排泄，以确定药物的疗效与安全性的系统性试验。所有临床试验必须符合《世界医学协会赫尔辛基宣言》原则及相关伦理要求，并按照国家药品监督管理局公布的《药物临床试验质量管理规范》等相关法律法规进行全流程标准管理，包括方案设计、组织实施、监查、稽查、记录、分析、总结和报告[1]。抗肿瘤药物的研发，从确定研发方向，到开展临床试验，都应贯彻以临床需求为导向的理念，开展以患者为核心的药物研发，从而实现新药研发的根本价值——解决临床需求，实现患者获益的最大化，尽量减少同质化的研究。

2 分类

按照研发阶段，临床试验分为Ⅰ、Ⅱ、Ⅲ、Ⅳ期临床试验；按研究目的，临床试验分为临床药理学研究、探索性临床试验、确证性临床试验、上市后研究[2]。两种分类方法都有一定的局限性，可以互相补充。一般情况下，Ⅰ期临床试验包括初步临床药理学研究、人体安全性评价试验及药代动力学试验。Ⅱ期临床试验多为探索性临床试验，主要为初步评价试验药物对目标适应证患者的有效性和安全性。Ⅲ期临床试验多为确诊性临床试验，其目的是进一步验证药物的治疗作用和安全性，为药物注册申请的审查提供充分的依据。Ⅳ期临床试验多为上市后研究，目的是考察在广泛使用条件下的药物疗效和不良反应、评价在普通或者特殊人群中使用的利益与风险关系以及改进给药剂量等。

试验阶段	目的	方法	常用参数	样本量
I 期	确定新药的最大耐受剂量，明确药物的药代动力学及药效学特征，明确可预期的不良反应的性质	开放，单剂量或多剂量，剂量递增试验	MTD，不良事件（AE，SAE 等），PK，PD 等	一般 20~30 例
II 期	初步探索药物的有效性和安全性，为III期临床试验的研究设计、研究终点、方法学等提供基础	单臂或随机化试验	有效性终点指标如客观缓解率等，安全性指标如不良事件（AE，SAE 等）	需经过统计学计算，一般几十到一百多例
III 期	在较大样本中确证药物的安全性和有效性	随机化试验，通常使用盲法和对照设计	有效性终点指标如总生存期、无病生存期等，安全性指标如不良事件（AE，SAE 等）	需经过统计学计算，一般几百例
IV 期	进一步考察新药的安全有效性	开放，一般不设对照组	药物的疗效、不良反应	一般几千例

抗肿瘤新药是目前临床试验的研发热点领域，创新药物众多，临床证据链日趋复杂，涌现出了复杂的终点指标和研究设计——包括替代终点、中间临床终点和其他创新终点；并出现共同终点平行检验、复合终点序贯检验等复杂设计。传统的Ⅰ、Ⅱ、Ⅲ期临床试验也有部分交叉，需要根据具体情况具体分析。

按照发起者的不同临床试验还可以分为注册临床试验（investigated new drug，IND），发起者是药企，通常以上市为目的，必须经过国家药品监督管理局批准才能开展；以及研究者发起的临床试验（investigator initiated trail，IIT），发起者是医院的研究者（医生），不以上市为目的，只需要研究者所在医院的临床研究管理委员会和伦理委员会批准，并严禁违规向受试者或研究对象收取与研究相关的费用[3]。

3　受试者保护

在药物临床试验的过程中，受试者的权益和安全是考虑的首要因素，优先于对科学和社会的获益。伦理审查与知情同意是保障受试者权益的重要措施。为确保临床试验中受试者的权益，须成立独立的伦理委员会，并向国家药品监督管理局备案。伦理委员会应当对临床试验的科学性和伦理性进行审查。临床试验方案、知情同意书、招募广告等需经伦理委员会审议同意并签署批准意见后方可实施。在试验进行期间，试验方案的任何修改均应经伦理委员会批准；试验中发生可疑且非预期严重不良反应、方案违背等应及时向伦理委员会报告；应及时上报年度报告，在伦理委员会批准后才可以继续临床试验。研究者或指定研究人员应当充分告知受试者有关临床试验的所有相关事宜，并获得受试者或其监护人签署的知情同意书后方可进行试验。

4 单个临床试验的考虑

在计划临床试验的目的、设计、实施、分析以及撰写报告时，应遵循以下原则。在研究开始实施前，每一部分应明确写入临床试验方案中，试验方案通常包括基本信息、研究背景资料、试验目的、试验设计、实施方式（方法、内容、步骤）等内容。

（1）应清晰地阐述临床试验目的。临床试验目的可以是评价药代动力学参数，可以是评价药物的药理、生理和生化效应，也可以是探索或确证研究药物的有效性或安全性。

（2）合理的临床试验设计是获得有价值结论的前提。临床试验设计包括平行对照、成组序贯、交叉、析因、适应性设计等，一般建议采用平行对照设计。为达到临床试验目的，应合理选择受试者及对照人群，明确主要和次要终点，提供样本量估算依据，并利用随机或盲法等控制试验中可能发生的偏倚。根据临床症状、体征和实验室检查指标评价安全性的方法亦应描述。设计方案中还应说明对提前终止试验的受试者的随访程序，SAE 上报程序，保密法则等。

（3）研究者在临床试验过程中应当遵守试验方案，凡涉及医学判断或临床决策应当由临床医生做出。如果试验方案需要修改，必须提供试验方案附件以阐明修改的合理性并及时送伦理委员会报批。在研发中必须及时向相关监管机构快速报告安全性数据。

（4）临床试验数据的分析应与试验方案中预先设定的计划相一致，任何与计划的偏离都应在报告中阐明。

5 淋巴瘤临床试验的特殊考虑

（1）新药注册研究中复发/难治性 $CD20^+$ B 细胞非霍奇金淋巴瘤定义[4]：复发指经充分治疗达缓解后疾病进展，至少有一种方案含利妥昔单抗。利妥昔单抗难治指经含利妥昔单抗方案（联合化疗或单药）充分治疗未获缓解，或治疗期间/充分治疗结束 6 个月内疾病进展。不对其他药物难治的定义提出建议。

其中"含利妥昔单抗方案充分治疗"指按病理类型和疾病分期要求完成利妥昔单抗联合化疗足周期治疗，或利妥昔单抗单药治疗按 $375mg/m^2$ 每周 1 次，注射至少 4 次。"治疗期间进展"要求：若诱导治疗期间进展则利妥昔单抗联合化疗治疗或单药治疗至少完成了 1 个周期；若维持治疗期间进展则至少完成了一剂注射。"缓解"包括完全缓解和部分缓解。

（2）免疫细胞治疗[5]：免疫细胞治疗是利用患者自身或供者来源的免疫细胞，经过体外培养扩增、活化或基因修饰、基因编辑等操作，再回输到患者体内，激发或增强机体的免疫功能，从而达到控制疾病的治疗方法。近年来，按照药品进行研发并申报临床试验的免疫细胞治疗产品大量涌现，如嵌合抗原受体 T 细胞（CAR-T）治疗。由于 CAR-T 细胞治疗属于非常前沿的产品，尚未制定出成熟的技术标准，国家药品监督管理局药品审评中心（CDE）建议：应选择在前期进行过规范治疗但目前缺乏有效治疗手段的复发性或难治性患者中开展；早期探索性试验设计要考虑不同于其他药品的临床安全性问题（短期安全性如 CRS、ICANS，长期或迟发性不良反应，外源基因随机整合到细胞基因组形成插入突变，导致成瘤性和恶性转化等）。还需对产品活性进行初步评估，如细胞在体内的增殖存活和生物分布（如药代动力学）、药效学活性（如产品回输后的细胞因子水平）、免疫原性、有效性如肿瘤缓解或其他类型的临床改善等，用以改善后续临床研究计划；在关键的确证性临床试验中鼓励采用随机对照设计（RCT），如果 RCT 不可行，申请人可以在确证性临床试验中采用单臂试验。在这种情况下，申请人应解释无法开展 RCT 试验的理由并提供相应研究证据，并有必要利用回顾性数据、前瞻性真实世界研究、meta 分析或流行病学调查等数据及探索性研究结果，对受试人群、主要终点和预期临床疗效等研究要素进行合理说明；主要短期疗效评估指标可采用 ORR，评价时间不应短于 3 个月。其他疗效指标应包括缓解持续时间（DOR）、无进展生存时间（PFS）和总生存时间（OS）等。由于 CART 细胞产品的长期存活及持久性作用，申请人应对临床试验期间接受治疗的所有受试者进行适当的长期随访，关注受试者生存、新发或继发癌症、感染、免疫功能变化及迟发性不良反应等安全性风险，以及非临床或临床数据提示需要关注的潜在风险，并观察产品在体内的持续存在时间、转基因表达时间（如有）、是否有致瘤性、免疫原性等。由于 CAR-T 细胞经过基因编辑改造，有潜在的致瘤性风险，在缺乏充足的长期随访数据前，应对受试者的致瘤性进行终身随访或至少持续 15 年。

（3）生物类似药[6]：生物类似药是指在质量、安全性和有效性方面与已获准注册的参照药具有相似性的治疗用生物制品，如目前国内研究较多的利妥昔单抗生物类似药。候选药物的氨基酸序列原则上应与参照药相同。生物类似药研发应采用逐步递进的顺序，分阶段开展药学、非临床、临床比对试验。临床试验阶段应先进行 PK 比对研究，经初步评估具有 PK 等效性后，再开展头对头的疗效和安全性比对研究。参照药应选择在国内上市销售的原研药，研发过程中各阶段所使用的参照药，应尽可能使用相同产地来源的产品。在所有临床试验（包括人体 PK 或 PD 研究）中应收集全部受试者免疫原性的数据。临床试验常用的统计方法为非劣效方法，等效性界值一般基于原研产品疗效的置信区间进行估算，并结合临床意义进行确定。参照药已在国内获批多个适应证的情况下，如果生物类似药申请的全部证据至少可以直接支持其与参照药在一种适应证中的临床相似性，那么就有可能通过数据和信息来科学的证明其他未经直接研究的适应证，但是，生物类似药不能自动外推参照药的全部适应证，外推需要根据所有证据进行科学证明。

参考文献

［1］国家药品监督管理局 . 药物临床试验质量管理规范 . 2020.

［2］国家食品药品监督管理总局 . 抗肿瘤药物临床试验技术指导原则 . 2012.

［3］国家卫生健康委员会 . 医疗卫生机构开展研究者发起的临床研究管理办法（试行）. 2021.

［4］国家药品监督管理局药品审评中心 . 关于开展复发 / 难治性 CD20+B 细胞非霍奇金淋巴瘤临床研究人群定义的建议 . 2018.

［5］国家药品监督管理局药品审评中心 . 免疫细胞治疗产品临床试验技术指导原则（试行）. 2021.

［6］国家食品药品监督管理局 . 生物类似药研发与评价技术指导原则（试行）. 2015.

附录

附录 1 2014 版 Lugano 分期标准

局限期	
Ⅰ 期	仅侵及单一淋巴结区域（Ⅰ），或侵及单一结外器官不伴有淋巴结受累（ⅠE）
Ⅱ 期	侵及 ≥ 2 个淋巴结区域，但均在膈肌同侧（Ⅱ），可伴有同侧淋巴结引流区域的局限性结外器官受累（ⅡE）（例如：甲状腺受累伴颈部淋巴结受累，或纵隔淋巴结受累直接延伸至肺脏受累）
Ⅱ 期大包块 *	Ⅱ期伴有大包块者

进展期	
Ⅲ期	侵及膈肌上下淋巴结区域，或侵及膈上淋巴结 + 脾受累（ⅢS）
Ⅳ期	侵及淋巴结引流区域之外的结外器官（Ⅳ）

说明：CT、MRI 或 PET/CT 作为分期检查方法

1. *：根据 2014 年 Lugano 标准，不再对淋巴瘤的大包块（bulky）病灶进行具体的数据限定，只需在病例中明确记载最大病灶的最大径即可；Ⅱ期伴有大肿块的患者，应根据病理类型及疾病不良预后因素而酌情选择治疗原则，如伴有大包块的惰性淋巴瘤患者可选择局限期治疗模式，但是伴有大

包块的侵袭性淋巴瘤患者，则应选择进展期治疗模式。

2. 淋巴结分布区域

（1）膈上（共 12 个区域，由于不能被一个放射野涵盖，因此左右各为一个区域）：韦氏环（Waldeyer 环）（鼻咽及口咽部的淋巴组织环，包括腭扁桃体、咽后壁腺样体、舌扁桃体及其他部位淋巴组织为一个区域）、左 / 右颈部（单侧耳前、枕部、颌下、颏下、颈内、锁骨上为一个区域）、左 / 右锁骨下、左 / 右腋窝（含胸部及内乳）、左 / 右滑车上（含肘窝）、纵隔（含气管旁、胸腺区域）、左 / 右肺门。

（2）膈下（共 9 个区域）：脾脏、上腹部（脾门、肝门、腹腔）、下腹部（腹主动脉旁、腹膜后、肠系膜周围、腹部其他非特指淋巴结为一个区域）、左 / 右髂血管旁、左 / 右腹股沟（含股部）、左 / 右腘窝。

3. B 症状指不明原因体重下降 10%（诊断前 6 个月内），发热 >38℃并排除其他原因发热，盗汗（夜间大量出汗，需要更换衣服及被褥）。建议在病例中记录 B 症状。

4. 扁桃体、韦氏环、脾脏视为淋巴结组织。

附录 2　2014 版 Lugano 评效标准

备注：疗效评价采用 2014 版 Lugano 会议修订的标准，分为影像学缓解（CT/MRI 评效）和代谢缓解（PET/CT 评效）。

	病灶区域	PET/CT 评效	CT 评效
CR	淋巴结及结外受累部位	5PS 评分 1，2，3* 分，伴或不伴有残余病灶； 注：韦氏环、结外高代谢摄取器官如脾脏或 G-CSF 刺激后的骨髓，代谢可能高于纵隔 / 肝血池，此时评判 CR 应与本底水平相比	靶病灶（淋巴结）长径（Ldi）≤ 1.5cm 无结外病灶
	不可测病灶	不适用	消失
	器官增大	不适用	退至正常
	新发病灶	无	无
	骨髓	无骨髓 FDG 敏感疾病证据	形态学正常，若不确定需行 IHC 阴性

	病灶区域	PET/CT 评效	CT 评效
PR	淋巴结及结外受累部位	5PS 评分 4~5 分，伴摄取较基线减低，残余病灶可为任意大小	最多 6 个靶病灶 PPD（Ldi × 垂直于 Ldi 的短径）总和，即 SPD 缩小 ≥ 50%
		中期评估，上述情况提示治疗有效	当病灶小至无法测量：5mm × 5mm
		终末期评估，上述情况提示疾病尚有残留	当病灶消失
	不可测病灶	不适用	消失 / 正常，残余病灶 / 病灶未增大
	器官增大	不适用	脾脏长径缩小 > 原长径增大值的 50%；常默认脾脏正常大小 13cm，若原为 15cm，判 PR 需长径 <14cm
	新发病灶	无	无

2014 版 Lugano 评效标准（续）

	病灶区域	PET/CT 评效	CT 评效
PR	骨髓	残余摄取高于正常骨髓组织但较基线减低；如果骨髓持续存在结节性局部异常改变，需 MRI 或活检或中期评估来进一步诊断	不适用
SD	靶病灶（淋巴结 / 结节性肿块、结外病灶）	无代谢反应：中期 / 终末期评效 5PS 评分 4~5 分、代谢较基线相比无明显改变	最多 6 个靶病灶 SPD 增大 <50%，无 PD 证据
	不可测病灶	不适用	未达 PD
	器官增大	不适用	未达 PD
	新发病灶	无	无
	骨髓	同基线	不适用

2014 版 Lugano 评效标准（续）

	病灶区域	PET/CT 评效	CT 评效
PD	单独的靶病灶（淋巴结/结节性肿块、结外病灶）	5PS 评分 4~5 分伴摄取较基线增加，和/或中期或终末期评效时出现新发摄取增高	至少 1 个病灶进展即可诊断，淋巴结/结外病灶需同时符合下述要求：Ldi>1.5cm PPD 增加 ≥ 50%（较最小状态） Ldi 或 Sdi 较最小状态增加 0.5cm（≤ 2cm 病灶）或 1.0cm（>2cm 病灶）
	单独的靶病灶（淋巴结/结节性肿块、结外病灶）		脾脏长径增长 > 原长径增大值的 50%，常默认脾脏正常大小 13cm，若原为 15cm，判 PD 需长径 >16cm 若基线无脾大，长径需在基线基础上至少增加 2cm 新出现或复发的脾大

2014 版 Lugano 评效标准（续）

	病灶区域	PET/CT 评效	CT 评效
PD	不可测病灶	无	新发病灶或原有非可测病灶明确进展
	新发病灶	出现淋巴瘤相关新发高代谢灶（排除感染、炎症等），若未明确性质需行活检或中期评估	原已缓解病灶再次增大
			新发淋巴结任意径线 >1.5cm
			新发结外病灶任意径线 >1.0cm，若直径 <1.0cm 需明确该病灶是否与淋巴瘤相关
			明确与淋巴瘤相关的任意大小的病灶
	骨髓	新出现或复发的高代谢摄取	新发或复发的骨髓受累

Deauville 的 PET 评效 5 分法：

1 分：摄取 ≤ 本底。

2 分：摄取 ≤ 纵隔血池。

3分：纵隔血池 < 病灶摄取 ≤ 肝血池。

4分：摄取 > 肝血池（轻度）。

5分：摄取 > 肝血池（显著，SUVmax>2 倍肝血池）或新发病灶。

X分：新发摄取异常，考虑与淋巴瘤无关。

*5PS 评分为 3 分：在多数患者中提示标准治疗下预后较好，特别对于中期评估患者。但是，在某些降阶梯治疗的临床试验中，评分为 3 分被认为治疗效果不佳，需要避免治疗不足。

可测量病灶：

最多 6 个显著的淋巴结 / 淋巴结融合肿块、结外病灶，且 2 个径线均易被测量。

（1）淋巴结（nodes）：淋巴结需按照区域划分；如果有纵隔及腹膜后淋巴结肿大，则应该包括这些病灶；可测淋巴结需长径 >1.5cm。

（2）非淋巴结病灶（non-nodal lesions）：包括实体器官（如肝、脾、肾、肺等）、消化道、皮肤或触诊可及标注部分，可测结外病灶需长径 >1.0cm。

不可测量病灶：

任何无法作为可测量 / 可评估的显著病灶均被认为不可测量病灶。包括：

（1）任何淋巴结 / 淋巴结融合肿块、结外病灶，即所有未能被选择为显著的，或可测量的，或未达到可测量标准但依然认为是病灶的部分。

（2）考虑为疾病受累但难以量化测量的，如胸腔积液、腹水、骨转移、软脑膜受累、腹部肿块病灶等。

（3）其他未确诊需要影像学随访病灶。

附录

韦氏环以及结外病灶（extranodal sites）（如消化道、肝、骨髓）：评判 CR 时 FDG 摄取可能高于纵隔池，但不应高于周围本底水平（例如骨髓因化疗或应用 G-CSF 代谢活性普遍升高）。

附录 3　IPI 评分

项目	0 分	1 分
年龄	≤ 60 岁	>60 岁
分期	Ⅰ~Ⅱ期	Ⅲ~Ⅳ期
ECOG 评分	0~1 分	≥ 2 分
结外病变	0~1 个	≥ 2 个
LDH	正常	高于正常

注：0~1 分为低危，2 分为低中危，3 分为高中危，4~5 分为高危。

附录 4　2022 年第 5 版 WHO 淋巴组织增生及肿瘤分类

B 细胞为主的瘤样病变	B 细胞为主的瘤样病变	类似于淋巴瘤、富于 B 细胞的反应性淋巴组织增生
		IgG4 相关疾病
		单中心性卡斯特曼病
		特发性多中心性卡斯特曼病
		KSHV/HHV8 相关多中心性卡斯特曼病
前体 B 细胞肿瘤	B 淋巴母细胞性白血病 / 淋巴瘤	B 淋巴母细胞性白血病 / 淋巴瘤，NOS
		伴有高超二倍体的 B 淋巴母细胞性白血病 / 淋巴瘤
		伴有亚二倍体的 B 淋巴母细胞性白血病 / 淋巴瘤
		伴有 iAMP21 的 B 淋巴母细胞性白血病 / 淋巴瘤
		伴有 $BCR::ABL1$ 融合的 B 淋巴母细胞性白血病 / 淋巴瘤
		伴有 $BCR::ABL1$ 样特征的 B 淋巴母细胞性白血病 / 淋巴瘤
		伴有 $KMT2A$ 重排的 B 淋巴母细胞性白血病 / 淋巴瘤
		伴有 $ETV6::RUNX1$ 融合的 B 淋巴母细胞性白血病 / 淋巴瘤
		伴有 $ETV6::RUNX1$ 样特征的 B 淋巴母细胞性白血病 / 淋巴瘤
		伴有 $TCF3::PBX1$ 融合的 B 淋巴母细胞性白血病 / 淋巴瘤
		伴有 $IGH::IL3$ 融合的 B 淋巴母细胞性白血病 / 淋巴瘤
		伴有 $TCF3::HLF$ 融合的 B 淋巴母细胞性白血病 / 淋巴瘤
		伴有其他明确定义遗传学异常的 B 淋巴母细胞性白血病 / 淋巴瘤

2022 年第 5 版 WHO 淋巴组织增生及肿瘤分类（续）

成熟 B 细胞肿瘤	瘤前及肿瘤性小淋巴细胞性增生	单克隆性 B 细胞淋巴细胞增多症
		慢性淋巴细胞性白血病 / 小淋巴细胞性淋巴瘤
	脾 B 细胞淋巴瘤及白血病	毛细胞白血病
		脾边缘区淋巴瘤
		脾弥漫性红髓小 B 细胞淋巴瘤
		伴有明显核仁的脾 B 细胞淋巴瘤 / 白血病
	淋巴浆细胞性淋巴瘤	淋巴浆细胞性淋巴瘤
	边缘区淋巴瘤	黏膜相关淋巴组织结外边缘区淋巴瘤
		原发性皮肤边缘区淋巴瘤
		淋巴结边缘区淋巴瘤
		儿童淋巴结边缘区淋巴瘤
	滤泡性淋巴瘤	原位滤泡性 B 细胞肿瘤
		滤泡性淋巴瘤
		儿童型滤泡性淋巴瘤
		十二指肠型滤泡性淋巴瘤
	皮肤滤泡中心淋巴瘤	原发性皮肤滤泡中心淋巴瘤

附录

290

成熟 B 细胞肿瘤	套细胞淋巴瘤	原位套细胞肿瘤
		套细胞淋巴瘤
		白血病性非淋巴结型套细胞淋巴瘤
	惰性 B 细胞淋巴瘤转化	惰性 B 细胞淋巴瘤转化
	大 B 细胞淋巴瘤	弥漫性大 B 细胞淋巴瘤，NOS
		富于 T 细胞 / 组织细胞的大 B 细胞淋巴瘤
		伴有 *MYC* 和 *BCL2* 重排的弥漫性大 B 细胞淋巴瘤 / 高级别 B 细胞淋巴瘤
		ALK 阳性大 B 细胞淋巴瘤
		伴有 *IRF4* 重排的大 B 细胞淋巴瘤
		伴有 11q 异常的高级别 B 细胞淋巴瘤
		淋巴瘤样肉芽肿病
		EBV 阳性弥漫性大 B 细胞淋巴瘤
		慢性炎症相关性弥漫性大 B 细胞淋巴瘤
		纤维素相关性大 B 细胞淋巴瘤
		体液过载相关性大 B 细胞淋巴瘤
		浆母细胞性淋巴瘤
		原发性免疫赦免部位大 B 细胞淋巴瘤

成熟 B 细胞肿瘤	大 B 细胞淋巴瘤	原发性皮肤弥漫性大 B 细胞淋巴瘤，腿型
		血管内大 B 细胞淋巴瘤
		原发性纵隔大 B 细胞淋巴瘤
		纵隔灰区淋巴瘤
		高级别 B 细胞淋巴瘤，NOS
	伯基特淋巴瘤	伯基特淋巴瘤
	KSHV/HHV8 相关性 B 细胞淋巴组织增生及淋巴瘤	原发性渗液淋巴瘤
		KSHV/HHV8 阳性弥漫性大 B 细胞淋巴瘤
		KSHV/HHV8 阳性嗜生发中心淋巴组织增生性疾病
	免疫缺陷及失调相关性淋巴组织增生及淋巴瘤	发生于免疫缺陷 / 失调的增生
		发生于免疫缺陷 / 失调的多形性淋巴组织增生性疾病
		EBV 阳性黏膜皮肤溃疡
		发生于免疫缺陷 / 失调的淋巴瘤
		免疫相关淋巴组织增生及淋巴瘤性先天性缺陷
	霍奇金淋巴瘤	经典型霍奇金淋巴瘤
		结节性淋巴细胞为主型霍奇金淋巴瘤

2022 年第 5 版 WHO 淋巴组织增生及肿瘤分类（续）

浆细胞肿瘤及其他伴有副蛋白的疾病	单克隆性丙种球蛋白血症	冷凝结素病
		意义不明的 IgM 型单克隆性丙种球蛋白血症
		意义不明的非 IgM 型单克隆性丙种球蛋白血症
		有肾脏意义的单克隆性丙种球蛋白血症
	伴有单克隆免疫球蛋白沉积的疾病	免疫球蛋白相关性（AL）淀粉样变性
		单克隆性免疫球蛋白沉积症
	重链病	μ 重链病
		γ 重链病
		α 重链病
	浆细胞肿瘤	浆细胞瘤
		浆细胞骨髓瘤
		伴有相关副肿瘤综合征的浆细胞肿瘤
		-POEMS 综合征
		-TEMPI 综合征
		-AESOP 综合征
T 细胞为主的瘤样病变	T 细胞为主的瘤样病变	菊池 - 藤本病
		惰性 T 淋巴母细胞性增生
		自身免疫性淋巴组织增生综合征

前体 T 细胞肿瘤	T 淋巴母细胞性淋巴瘤 / 白血病	T 淋巴母细胞性淋巴瘤 / 白血病，NOS
		早期 T 前体淋巴母细胞性淋巴瘤 / 白血病
成熟 T 细胞及 NK 细胞肿瘤	成熟 T 细胞及 NK 细胞白血病	T 幼淋巴细胞性白血病
		T 大颗粒淋巴细胞性白血病
		NK 大颗粒淋巴细胞性白血病
		成人 T 细胞白血病 / 淋巴瘤
		塞扎里综合征
		侵袭性 NK 细胞白血病
	原发性皮肤 T 细胞淋巴瘤	原发性皮肤 CD4 阳性小或中 T 细胞淋巴组织增生性疾病
		原发性皮肤肢端 CD8 阳性淋巴组织增生性疾病
		蕈样肉芽肿
		原发性皮肤 CD30 阳性 T 细胞淋巴组织增生性疾病：淋巴瘤样丘疹病
		原发性皮肤 CD30 阳性 T 细胞淋巴组织增生性疾病：原发性皮肤间变性大细胞淋巴瘤
		皮下脂膜炎样 T 细胞淋巴瘤
		原发性皮肤 γ/δT 细胞淋巴瘤
		原发性皮肤 CD8 阳性侵袭性嗜表皮细胞毒性 T 细胞淋巴瘤
		原发性皮肤外周 T 细胞淋巴瘤，NOS

2022 年第 5 版 WHO 淋巴组织增生及肿瘤分类（续）

成熟 T 细胞及 NK 细胞肿瘤	肠道 T 细胞及 NK 细胞淋巴组织增生及淋巴瘤	胃肠道惰性 T 细胞淋巴瘤
		胃肠道惰性 NK 细胞淋巴组织增生性疾病
		肠病相关 T 细胞淋巴瘤
		单形性嗜上皮性肠道 T 细胞淋巴瘤
		肠道 T 细胞淋巴瘤，NOS
	肝脾 T 细胞淋巴瘤	肝脾 T 细胞淋巴瘤
	间变性大细胞淋巴瘤	ALK 阳性间变性大细胞淋巴瘤
		ALK 阴性间变性大细胞淋巴瘤
		乳腺植入物相关性间变性大细胞淋巴瘤
	淋巴结滤泡辅助 T（TFH）细胞淋巴瘤	淋巴结 TFH 细胞淋巴瘤，血管免疫母细胞型
		淋巴结 TFH 细胞淋巴瘤，滤泡型
		淋巴结 TFH 细胞淋巴瘤，NOS
	其他外周 T 细胞淋巴瘤	外周 T 细胞淋巴瘤，NOS
	EBV 阳性 NK 细胞及 T 细胞淋巴瘤	EBV 阳性淋巴结 T 细胞及 NK 细胞淋巴瘤
		结外 NK/T 细胞淋巴瘤

2022 年第 5 版 WHO 淋巴组织增生及肿瘤分类（续）

成熟 T 细胞及 NK 细胞肿瘤	儿童 EBV 阳性 T 细胞及 NK 细胞淋巴组织增生及淋巴瘤	严重蚊虫叮咬过敏 水疱 - 痘疮淋巴组织增生性疾病 系统性慢性活动性 EBV 疾病 儿童系统性 EBV 阳性 T 细胞淋巴瘤
淋巴组织间质源性肿瘤	间叶树突细胞肿瘤	滤泡树突细胞肉瘤 EBV 阳性炎性滤泡树突细胞肉瘤 纤维母细胞性网状细胞肿瘤
	肌纤维母细胞性肿瘤	淋巴结内栅栏状肌纤维母细胞瘤
	脾特异性血管 - 间质肿瘤	窦岸细胞血管瘤 脾错构瘤 脾硬化性血管瘤样结节性转化
树突细胞及组织细胞肿瘤	浆细胞样树突细胞肿瘤	与髓细胞肿瘤相关的成熟浆细胞样树突细胞增生 母细胞性浆细胞样树突细胞肿瘤

2022 年第 5 版 WHO 淋巴组织增生及肿瘤分类（续）

树突细胞及组织细胞肿瘤	朗格汉斯细胞及其他树突细胞肿瘤	朗格汉斯细胞肿瘤
		朗格汉斯细胞组织细胞增生症
		朗格汉斯细胞肉瘤
		其他树突细胞肿瘤
		未确定树突细胞肿瘤
		交指树突细胞肉瘤
	组织细胞 / 巨噬细胞肿瘤	幼年性黄色肉芽肿
		埃尔德海姆 - 切斯特病
		罗赛 - 多夫曼病
		ALK 阳性组织细胞增生症
		组织细胞肉瘤